2024 国家执业药师职业资格考试

考前预测6套卷

4套摸底预测卷+2套冲刺预测卷（图书封底扫码获取，2024年6月上线）

药学专业知识（一）

预测试卷

刘　鹤　李晓晖　主编

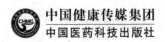

中国健康传媒集团

中国医药科技出版社

内 容 提 要

本书为"国家执业药师职业资格考试考前预测6套卷"之一。由长期从事国家执业药师职业资格考试命题研究的专家、讲师紧紧围绕新版国家执业药师职业资格考试大纲和指南精心编撰而成，共含6套模拟试卷，4套纸质摸底预测卷和2套线上冲刺预测卷。严格按照考试题量、题型及难易度要求组编试卷，题目考点覆盖面广，出题角度多样，具有很好的针对性；体例与实考试卷相同，答案编排便于查找，解析全面答疑解惑，利于考生身临其境，有效备考。随书附赠配套数字化资源，包括黄金40分课程、历年真题、考生手册、思维导图、考点速报、复习规划、高频考点、考前速记等，使考生复习更加高效、便捷。本书适合备战2024国家执业药师职业资格考试的考生参阅。

图书在版编目（CIP）数据

药学专业知识. 一/刘鹤，李晓晖主编. 一北京：中国医药科技出版社，2023.12

2024国家执业药师职业资格考试考前预测6套卷

ISBN 978-7-5214-4239-7

Ⅰ.①药… Ⅱ.①刘…②李… Ⅲ.①药物学-资格考试-习题集 Ⅳ.①R9-44

中国国家版本馆CIP数据核字（2023）第208670号

美术编辑 陈君杞

责任编辑 李红日

版式设计 友全图文

出版 **中国健康传媒集团** | 中国医药科技出版社

地址 北京市海淀区文慧园北路甲22号

邮编 100082

电话 发行：010-62227427 邮购：010-62236938

网址 www.cmstp.com

规格 787×1092mm $\frac{1}{16}$

印张 7 $\frac{1}{2}$

字数 178千字

版次 2023年12月第1版

印次 2023年12月第1次印刷

印刷 三河市航远印刷有限公司

经销 全国各地新华书店

书号 ISBN 978-7-5214-4239-7

定价 **29.00元**

获取新书信息、投稿、为图书纠错，请扫码联系我们。

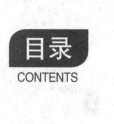

目录
CONTENTS

预测试卷（一）

（考试时间150分钟）

题型	最佳选择题	配伍选择题	综合分析选择题	多项选择题	总分
题分	40	60	10	10	120
得分					

一、最佳选择题（共**40**题，每题**1**分，每题的备选项中，只有**1**个最符合题意）

1. 患者男，65岁，患高血压病多年，近三年来一直服用氨氯地平和阿替洛尔，血压控制良好。近期因治疗肺结核，服用利福平、乙胺丁醇。两周后血压升高，引起血压升高的原因可能是
   A. 利福平促进了阿替洛尔的肾脏排泄
   B. 利福平诱导了肝药酶，促进了氨氯地平的代谢
   C. 乙胺丁醇促进了阿替洛尔的肾脏排泄
   D. 乙胺丁醇诱导了肝药酶，促进了氨氯地平的代谢
   E. 利福平与氨氯地平结合成难溶的复合物

2. 吩噻嗪类抗精神病药的母核结构是

   A.
   B.
   C.
   D.
   E.

3. 贴剂需要而软膏剂不需要的质量要求是
   A. 外观　　　　　　　　　　B. 含量
   C. 释放度　　　　　　　　　D. 黏附力
   E. 刺激性

4. 下列关于片剂贮存的描述，错误的是
   A. 片剂宜密封贮存，防止受潮、发霉、变质

1

B. 除另有规定外，一般应将包装好的片剂放在阴凉、通风、干燥处贮存

C. 对光敏感的片剂，应避光

D. 受潮后易分解变质的片剂，应在包装容器内放入干燥剂（如干燥硅胶等）

E. 片剂贮存后外观完好即可正常使用

5. 下列辅料中，可作为地西泮膜剂遮光剂的是

A. 明胶
B. 羧甲基纤维素钠

C. 微晶纤维素
D. 硬脂酸镁

E. 二氧化钛

6. 关于药物制剂稳定性的说法，错误的是

A. 药物化学结构直接影响药物制剂的稳定性

B. 药用辅料要求化学性质稳定，所以辅料不影响药物制剂的稳定性

C. 微生物污染会影响制剂生物稳定性

D. 制剂物理性能的变化，可能引起化学变化和生物学变化

E. 稳定性试验可以为制剂生产、包装、贮存、运输条件的确定和有效期的建立提供科学依据

7. 氯霉素在 pH 7 以下生成氨基物与二氯乙酸，属于下列何种化学降解途径

A. 氧化
B. 水解

C. 异构化
D. 聚合

E. 脱羧

8. 苯佐卡因形成β–环糊精包合物的目的是

A. 增加溶解度
B. 提高生物利用度

C. 掩盖药物不良气味
D. 提高药物稳定性

E. 减少挥发性成分损失

9. 临床上无需进行治疗药物监测的药物是

A. 在治疗剂量范围内具有非线性动力学特征的药物

B. 安全性良好、MTC 远大于 MEC 的药物

C. 治疗指数小、毒性反应强的药物

D. 用地高辛控制心律失常

E. 三环类抗抑郁药

10. 结构中不含手性中心、有两个甲酯基，口服吸收迅速完全，适用于各种类型高血压的二氢吡啶类钙通道阻滞药是

A.

依拉地平

B.

硝苯地平

C. 尼群地平

D. 非洛地平

E. 拉西地平

11. 关于吗啡的叙述，错误的是
   A. 具有吲哚环结构的生物碱，是由 4 个环稠合而成的复杂立体结构
   B. 左旋吗啡有效，右旋吗啡没有镇痛活性
   C. 3 位是具有弱酸性的酚羟基，17 位是碱性的 N - 甲基叔胺，具有酸碱两性
   D. 临床上用吗啡的盐酸盐
   E. 具有苯酚结构，吗啡及其盐类的化学性质不稳定，在光照下即能被空气氧化变质

12. 下列薄膜包衣材料中，属于胃溶型的是
   A. 乙基纤维素
   B. 醋酸纤维素
   C. 羟丙基甲基纤维素
   D. 醋酸纤维素酞酸酯
   E. 羟丙基甲基纤维素酞酸酯

13. 我国对药品不良反应的定义是
   A. 为了预防疾病，在正常用法、用量下出现的非期望的有害反应
   B. 合格药品在正常用法，用量下出现的与用药目的无关的或意外的有害反应
   C. 由于滥用药物而引起的有害反应
   D. 由于药物过量而引起的有害反应
   E. 由于用药差错而引起的有害反应

14. 临床治疗药物监测的前提是体内药物浓度的准确测定，在体内药物浓度测定中，如果抗凝剂、防腐剂可能与被监测的药物发生作用，并对药物浓度的测定产生干扰，则检测样品宜选择
   A. 汗液
   B. 尿液
   C. 全血
   D. 血浆
   E. 血清

15. 长期应用抗生素造成菌群失调，引发的二重感染属于
   A. 毒性反应
   B. 首剂效应
   C. 耐药性
   D. 继发性反应
   E. 变态反应

16. 有关易化扩散的特征，不正确的是
    A. 不消耗能量
    B. 有饱和状态
    C. 由高浓度向低浓度转运
    D. 不需要载体进行转运
    E. 具有结构特异性

17. 长期应用肾上腺皮质激素，可引起肾上腺皮质萎缩，一旦停药，可出现肾上腺皮质功能减退，数月难以恢复，属于
    A. 后遗效应
    B. 停药反应
    C. 毒性反应
    D. 过敏反应
    E. 继发反应

18. 《中国药典》规定阿司匹林的溶解度为在水或无水乙醚中微溶系指1g阿司匹林可溶解于水或无水乙醚的溶剂量为
    A. <1ml
    B. 1～不到10ml
    C. 10～不到30ml
    D. 30～不到100ml
    E. 100～不到1000ml

19. 吲哚美辛软膏处方如下：

    | 【处方】吲哚美辛 | 10g |
    | 交联型聚丙烯酸钠（SDB－L400） | 10g |
    | PEG4000 | 80g |
    | 甘油 | 100.0g |
    | 苯扎溴铵 | 10.0ml |
    | 蒸馏水加至1000g | |

    该处方中，作为水性凝胶基质的是
    A. 吲哚美辛
    B. 交联型聚丙烯酸钠（SDB－L400）
    C. PEG4000
    D. 甘油
    E. 苯扎溴铵

20. 降血糖药甲苯磺丁脲体内 I 相代谢反应过程如下，所发生的代谢反应类型是

    A. N－氧化
    B. S－氧化
    C. 杂原子氧化
    D. 苄位氧化
    E. 苯环氧化

21. 下列关于伊托必利叙述错误的是
    A. 是促胃肠动力药，具有多巴胺 D_2 受体拮抗作用
    B. 无乙酰胆碱酯酶抑制作用

C. 在中枢神经系统不良反应少

D. 几乎无甲氧氯普胺的锥体外系副作用

E. 几乎无西沙必利的致室性心律失常副作用

22. 结构确证中，可为检测手性药物提供最直接信息的方法是

    A. IR 法   B. 单晶 X 射线衍射法

    C. 热分析法   D. 紫外 - 可见分光光度法

    E. 质谱法

23. 关于托洛沙酮的性质和代谢，描述错误的是

    A. 分子内含氨基甲酸酯结构

    B. 选择性地抑制 MAO - A 活性

    C. 阻断 5 - HT 和 NA 的代谢

    D. 适用于治疗神经官能性抑郁症、躁狂抑郁性精神病人的抑郁症发作

    E. 为选择性 5 - 羟色胺再摄取抑制药

24. 与水或醇可任意混溶，由于黏度和刺激性较大，不单独作注射剂溶剂用的是

    A. PEG6000   B. 聚山梨酯 20

    C. 甘油   D. 注射用油

    E. 二甲基亚砜

25. 下列不属于生物技术药物的是

    A. 生物工程药物   B. 基因工程药物

    C. 细胞工程药物   D. 重组病毒

    E. 紫杉醇白蛋白纳米粒

26. 有关仿制药生物等效性的表述，错误的是

    A. 可采用的生物样本有血液、血浆、血清

    B. 对于半衰期较长的药物，可选择两制剂、单次给药、平行试验设计

    C. 反映药物释放并被吸收进入循环系统的速度和程度

    D. 通过药物溶出度评价

    E. 通常采用药动学终点指标 C_{max}、T_{max} 和 AUC 进行评价

27. 如氯化钠原料中含有微量的钙盐，当与 25% 枸橼酸钠注射液配伍时往往产生枸橼酸钙的悬浮微粒而浑浊属于注射剂配伍变化的何种原因

    A. 溶剂组成改变   B. 缓冲容量

    C. 成分的纯度   D. 盐析作用

    E. 混合顺序

28. 不属于药品包装材料质量要求的是

A. 确认材料来源一致性　　　　　　　B. 检查材料在水中的浸出物质

C. 检查材料的密封性和生物安全　　　D. 检查材料的抗跌落性

E. 药品的紫外吸收度

29. 伤湿止痛膏属于何种剂型

A. 凝胶贴膏剂　　　　　　　　　　　B. 橡胶膏剂

C. 贴剂　　　　　　　　　　　　　　D. 搽剂

E. 凝胶剂

30. 因对心脏快速延迟整流钾离子通道（hERG K$^+$通道）具有抑制作用，可引起 Q - T 间期延长，甚至诱发尖端扭转型室性心动过速，现已撤出市场的药物是

A. 卡托普利　　　　　　　　　　　　B. 莫沙必利

C. 赖诺普利　　　　　　　　　　　　D. 多潘立酮

E. 特非那定

31. 关于药物作用的选择性特点的描述，正确的是

A. 药物作用的选择性特点有高低之分

B. 药物对受体作用的特异性与药理效应的选择性一定平行

C. 效应广泛的药物一般副作用较少

D. 临床用药一般应尽可能选用选择性低的药物

E. 选择性一般是相对的，与药物剂量无关

32. 结构中 17α 位为乙炔基，属于孕激素类的药物是

A. 醋酸甲羟孕酮　　　　　　　　　　B. 醋酸甲地孕酮

C. 炔雌醇　　　　　　　　　　　　　D. 炔诺酮

E. 睾酮

33. 纳洛酮结构中 17 位氮原子上的取代基是

A. 甲基　　　　　　　　　　　　　　B. 烯丙基

C. 环丁基　　　　　　　　　　　　　D. 环丙基

E. 丁烯基

34. 可以使药物亲水性增加的基团是

A. 苯基　　　　　　　　　　　　　　B. 磺酸基

C. 酯基　　　　　　　　　　　　　　D. 烃基

E. 卤素

35. 属于叶酸类的抗代谢抗肿瘤药是

A.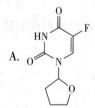

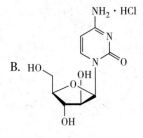

B.

C.

D.

E.

36. 肺部给药时，药物粒子大小影响药物到达的部位，可到达肺泡的粒子大小为
    A. 大于 10μm
    B. 2 ~ 10μm
    C. 2 ~ 3μm
    D. 小于 1μm
    E. 小于 0.1μm

37. 美芬妥英曾作为抗癫痫药，由于其长期应用引起较多不良反应。美芬妥英慢代谢者发生药物相互作用的主要关键酶系是
    A. 乙酰化酶
    B. 胆碱酯酶
    C. 4 - 羟化酶
    D. CYP2C19
    E. 葡萄糖 - 6 - 磷酸脱氢酶

38. 对于易溶于水，在水溶液中不稳定的药物，可制成注射剂的类型是
    A. 注射用无菌粉末
    B. 溶液型注射剂
    C. 混悬型注射剂
    D. 乳剂型注射剂
    E. 溶胶型注射剂

39. 下列分子中，通常不属于药物毒性作用靶标的是
    A. DNA
    B. RNA

    C. 受体   D. ATP

    E. 酶

40. 使用胰岛素治疗糖尿病属于

    A. 非特异性作用

    B. 补充体内物质

    C. 影响机体免疫功能

    D. 影响生理活性物质及其转运体

    E. 干扰核酸代谢

二、配伍选择题（共 60 题，每题 1 分，题目分为若干组，每组题目对应同一组备选项，备选项可重复使用，也可不选用。每题只有 1 个备选项最符合题意）

[41~43]

    硫酸阿托品注射液处方如下：

    【处方】硫酸阿托品   5g

             氯化钠   85g

             0.1mol/L 盐酸溶液   适量

             注射用水   加至 10000ml

    A. 主药   B. 溶剂

    C. 等渗调节剂   D. 稳定剂

    E. 抗氧剂

41. 处方中氯化钠的作用是

42. 处方中盐酸的作用是

43. 处方中硫酸阿托品的作用是

[44~45]

    A. 哌拉西林   B. 青霉素 G

    C. 亚胺培南   D. 阿莫西林

    E. 舒巴坦

44. 为氨苄西林侧链氨基被哌嗪酮酸取代的衍生物是

45. 属于青霉烷砜类β-内酰胺酶抑制药的是

[46~48]

    A. 特殊杂质检查法   B. 特性检查法

    C. 生物学检查法   D. 红外光谱法

    E. 化学鉴别法

46. 用于检查阿司匹林中游离水杨酸的检查是

47. 主要用于评价药品有效性与均一性的检查是

48. 主要用于评价药品安全性的检查是

[49~50]

    A. 肠溶片   B. 可溶片

    C. 泡腾片   D. 咀嚼片

E. 缓释片

49. 选择甘露醇、山梨醇和蔗糖等水溶性辅料作填充剂和黏合剂的片剂是

50. 规定在 20℃ 左右的水中 3 分钟内崩解的片剂是

[51~52]

A.

B.

C.

D.

E.

51. 结构中有两种光学异构体，均有抗抑郁活性，但活性有差异，$S-(-)-$异构体比 $R-$ $(+)-$异构体对突触后膜 α_2 受体的结合力强；而 $R-$ 异构体比 $S-$ 异构体对 $5-HT_3$ 受体的抑制强，并有抗 H_1 受体作用，具有镇静作用的是

52. 具有 4-苯氨基哌啶类结构的强效镇痛药为

[53~55]

A. 氯沙坦　　　　　　　　　　B. 缬沙坦

C. 厄贝沙坦　　　　　　　　　D. 替米沙坦

E. 坎地沙坦酯

53. 分子中的四氮唑结构为酸性基团，结构中的羟甲基可氧化成甲酸代谢物，代谢物的活性较强的是

54. 分子中含螺环，能提高与受体的疏水结合能力的是

55. 分子中不含四氮唑基，酸性基团为羧基的特异性 AT_1 受体拮抗药是

[56~59]

A. 硬脂酸镁　　　　　　　　　B. 丙二醇

C. 可可豆脂　　　　　　　　　D. 二氯二氟甲烷

E. 司盘 80

56. 可用作栓剂基质的是

57. 可用作 W/O 型乳剂中的乳化剂的是

58. 可用作气雾剂中潜溶剂的是

59. 可用作气雾剂中抛射剂的是

[60～61]

    A. 中午   B. 清晨

    C. 傍晚   D. 下午

    E. 临睡前

60. 因胆固醇的合成有昼夜节律，夜间合成增加，故使用抑制胆固醇合成药物辛伐他汀时，推荐的服药时间是

61. 因肾上腺皮质激素的分泌具有晨高晚低的特点，故使用维持剂量的肾上腺皮质激素类药物时，推荐的服药时间是

[62～65]

    A. 物理化学靶向制剂   B. 主动靶向制剂

    C. 被动靶向制剂   D. 控释制剂

    E. 缓释制剂

62. 在规定介质中，按要求缓慢恒速释放药物的制剂称为

63. 在规定介质中，按要求缓慢非恒速释放药物的制剂称为

64. 用修饰的药物载体将药物定向运送至靶部位发挥药效的制剂称为

65. 药物微粒在体内被巨噬细胞摄取选择性的浓集于病变部位发挥作用的制剂称之为

[66～67]

    A. 清除率   B. 速率常数

    C. 生物半衰期   D. 绝对生物利用度

    E. 相对生物利用度

66. 同一药物相同剂量的试验制剂 AUC 与参比制剂 AUC 的比值称为

67. 单位用"体积/时间"表示的药动学参数是

[68～70]

    A. 通用名   B. 化学名

    C. 拉丁名   D. 商品名

    E. 俗名

68. 新药开发者在申报药品上市时选定的名称是

69. 阿司匹林属于

70. 2 -（乙酰氧基）苯甲酸属于

[71～74]

    A. 苯巴比妥   B. 普萘洛尔

    C. 阿加曲班   D. 氯米帕明

    E. 奋乃静

71. 在丙米嗪 2 位引入氯原子得到的药物是

72. 属于芳氧丙醇胺类的药物是

73. 结构中含有精氨酸、哌啶和四氢喹啉结构的药物是

74. 属于吩噻嗪类的药物是

[75～76]

    A. 右旋糖酐   B. 氢氧化铝

    C. 甘露醇   D. 硫酸镁

    E. 二巯基丁二酸钠

75. 口服给药后，通过自身的弱碱性中和胃酸而治疗胃溃疡的药物是

76. 静脉注射给药后，通过提高渗透压而产生利尿作用的药物是

[77～78]

    A. 亚硫酸钠   B. 亚硫酸氢钠

    C. 焦亚硫酸钠   D. 氨基酸类抗氧剂

    E. 叔丁基对羟基茴香醚

77. 无毒性，适合用于注射剂的抗氧剂是

78. 油溶性药物如维生素 A、维生素 D 制剂的抗氧剂是

[79～82]

    A. 完全激动药   B. 部分激动剂

    C. 反向激动药   D. 竞争性拮抗剂

    E. 非竞争性拮抗剂

79. 与受体有高亲和力，而且内在活性强的是

80. 对受体有较强的亲和力，但内在活性 $\alpha = 0$，增加激动药的剂量也不能使量－效曲线的最大强度达到原来水平，使 E_{max} 下降的是

81. 与受体有强亲和力，但内在活性较低的是

82. 与激动剂竞争相同的受体，量－效曲线平行右移，最大效应不变的是

[83～86]

    A. 变态反应   B. 特异质反应

    C. 毒性反应   D. 依赖性

    E. 致癌作用

83. 对乙酰氨基酚引起的肝脏损害属于

84. 微量青霉素可引起过敏性休克属于

85. 假性胆碱酯酶缺乏者，应用琥珀胆碱后，常出现呼吸暂停反应属于

86. 催眠镇静药在反复用药过程中，表现出一种强迫性的连续或定期用药的行为属于

[87～88]

    A. 阴凉处   B. 凉暗处

    C. 遮光、充氮、密封和冷处   D. 遮光、密封和冷处

    E. 密闭、－20℃

87. 阿法骨化醇的贮藏要求是

88. 生化药品门冬酰胺酶要求的贮藏要求是

[89～92]

    A. 裂片   B. 黏冲

    C. 片重差异不合格   D. 含量均匀度不符合要求

89. 润滑剂用量不足

90. 混合不均匀或可溶性成分的迁移

91. 片剂的弹性复原及压力分布不均匀

92. 崩解剂选择不当

[93~94]

A. 构象异构 B. 几何异构

C. 构型异构 D. 组成差异

E. 代谢差异

93. 氯普噻吨其顺式异构体的抗精神病作用比反式异构体强5~10倍，原因在于

94. 多巴胺反式构象是优势构象，而扭曲式构象由于两个药效基团OH和NH_2间的距离与受体不匹配，故没有活性，原因在于

[95~97]

A. 艾司佐匹克隆 B. 三唑仑

C. 氯丙嗪 D. 地西泮

E. 奋乃静

95. 分子中有三氮唑基团，被列为第一类精神药品的苯二氮䓬类镇静催眠药是

96. 代谢产物有活性，属于第二类精神药品的苯二氮䓬类镇静催眠药是

97. 作用于$GABA_A$受体的非苯二氮䓬类镇静催眠药是

[98~100]

A. β-环糊精 B. 液状石蜡

C. 羊毛脂 D. 七氟丙烷

E. 硬脂醇

98. 可用于调节缓释制剂中药物释放速度的是

99. 可用于增加难溶性药物的溶解度的是

100. 以PEG6000为滴丸基质时，可用作冷凝液的是

三、综合分析选择题（共10题，每题1分。题目分为若干组，每组题目基于同一个临床情景、病例、实例或者案例展开。每题的备选项中，只有1个最符合题意）

[101~103]

某患者，因细菌感染出现高热现象，入院时已经因高热出现抽搐现象。医生给予解热镇痛抗炎药物降低体温，还给予了抗生素治疗。

101. 是水杨酸类药物的代表，为优良的解热镇痛抗炎药，同时还用于预防和治疗心血管系统疾病的是

A. 对乙酰氨基酚 B. 阿司匹林

C. 吲哚美辛 D. 布洛芬

E. 舒林酸

102. 氧氟沙星缓释胶囊主要用于革兰阴性菌所致急、慢性感染，处方中的PEG6000属于

A. 增塑剂 B. 渗透压调节剂

C. 稀释剂   D. 抗黏剂

E. 缓释包衣材

103. 关于胶囊剂的质量检查，不包括
    A. 溶出度   B. 释放度
    C. 含量均匀度   D. 微生物限度
    E. 重新分散性

【104～106】

患者男，45岁，实验室检查结果为金黄色葡萄球菌所致的皮肤软组织感染。医师处方使用甲氧西林药物治疗。已知肌内注射甲氧西林 0.5g，T_{max} 为 0.5h，C_{max} 为 16.7μg/ml；剂量加倍，血药浓度亦倍增；该药物难以透过正常血-脑屏障；血浆蛋白结合率 93%；每日 3 次，每次静脉注射剂量为 0.25g，正常健康人 $t_{1/2}$ 为 0.6h。

甲氧西林

104. 甲氧西林属于
    A. β-内酰胺类抗生素   B. 大环内酯类
    C. 氨基糖苷类   D. 四环素类
    E. 氧青霉烷类

105. 为了使甲氧西林给药后能迅速达到或接近稳态血药浓度以快速发挥药效，临床采取的给药方式是
    A. 先注射一个负荷剂量，再多次间隔静脉注射
    B. 加快静脉滴注速度
    C. 多次间隔静脉注射
    D. 单次大剂量静脉注射
    E. 以负荷剂量持续滴注

106. 该患者的表观分布容积为 20L，每次静脉注射 0.25g，则多次给药后的平均稳态血药浓度是
    A. 75mg/L   B. 4.96mg/L
    C. 1.35mg/L   D. 119mg/L
    E. 2.5mg/L

【107～110】

醋酸可的松滴眼液处方如下：

【处方】醋酸可的松（微晶）	5.0g
吐温 80	0.8g
硝酸苯汞	0.02g
硼酸	20.0g
羧甲基纤维素钠	2.0g
蒸馏水加至 1000ml	

107. 醋酸可的松微晶的粒径大小为

    A. 0.5μm

    B. 1～5μm

    C. 5～20μm

    D. 20～80μm

    E. 80～100μm

108. 下列关于本处方的说法，错误的是

    A. 本品为混悬型滴眼液

    B. 本滴眼液中需加入阳离子型表面活性剂

    C. 对醋酸可的松微晶处理是为了降低药物刺激性

    D. 羧甲基纤维素钠为助悬剂，配液前需精制

    E. 本品 pH 为 4.5～7.0

109. 处方中吐温 80 的作用是

    A. 乳化剂

    B. pH 与等渗调节剂

    C. 润湿剂

    D. 防腐剂

    E. 助悬剂

110. 处方中硼酸的作用是

    A. 乳化剂

    B. pH 与等渗调节剂

    C. 润湿剂

    D. 防腐剂

    E. 助悬剂

四、多项选择题（共 10 题，每题 1 分。每题的备选项中，有 2 个或者 2 个以上符合题意，错选、少选均不得分）

111. 下列哪些属于抗疟疾的药物

    A. 青蒿素

    B. 环磷酰胺

    C. 双氢青蒿素

    D. 卡莫司汀

    E. 蒿甲醚

112. 药品标准正文内容，除收载有品名、结构式、分子式、分子量与性状外，还载有

    A. 鉴别

    B. 检查

    C. 含量测定

    D. 药动学参数

    E. 不良反应

113. 有关氯丙嗪的叙述，正确的是

    A. 分子中有吩噻嗪环

    B. 为多巴胺受体拮抗药

    C. 具人工冬眠作用

    D. 由于遇光分解产生自由基，部分病人在强日光下发生光毒性反应

    E. 用于治疗精神分裂症，亦用于镇吐等

114. 口腔黏膜给药制剂的特点有

    A. 改善片剂的外观

    B. 有较强的对外界刺激的耐受性，不易损伤，修复功能强

    C. 酶活性较低，可避开肝脏首关效应及胃肠道的破坏

D. 给药方便

E. 起效快，适用于急诊的治疗

115. 影响结构非特异性药物活性的因素有

    A. 溶解度   B. 分配系数

    C. 几何异构体   D. 光学异构体

    E. 解离度

116. 吸入制剂的质量要求包括

    A. 可被吸入的气溶胶粒子应达一定比例

    B. 多剂量吸入剂应进行释药剂量均一性检查

    C. 吸入气雾剂生产中应进行泄漏检查

    D. 定量吸入气雾剂标签中应标明每撳（吸）主药含量

    E. 如有抑菌剂，应标明名称

117. 关于注射剂质量要求的说法，正确的有

    A. 无菌   B. 无热原

    C. 无可见异物   D. 渗透压与血浆相等或接近

    E. pH 与血液相等或接近

118. 关于药物对呼吸系统的毒性作用的表现，正确的是

    A. 呼吸抑制   B. 哮喘

    C. 间质性肺炎和肺纤维化   D. 肺水肿或肺气肿

    E. 肺脂质沉积

119. 芳构化酶抑制药可以显著降低体内雌激素水平，用于治疗雌激素依赖型疾病如乳腺癌。下列属于非甾体芳构化酶抑制药的代表药物有

    A. 依西美坦   B. 福美司坦

    C. 来曲唑   D. 阿那曲唑

    E. 黄体酮

120. 下列药物在体内发生生物转化反应，属于第 I 相反应的有

    A. 苯妥英钠代谢生成羟基苯妥英

    B. 对氨基水杨酸在乙酰辅酶 A 作用下生成对乙酰氨基水杨酸

    C. 卡马西平代谢生成卡马西平 10,11 - 环氧化物

    D. 地西泮经脱甲基和羟基化生成奥沙西泮

    E. 硫喷妥钠经氧化脱硫生成戊巴比妥

预测试卷（二）

（考试时间 150 分钟）

题型	最佳选择题	配伍选择题	综合分析选择题	多项选择题	总分
题分	40	60	10	10	120
得分					

一、最佳选择题（共 **40** 题，每题 **1** 分，每题的备选项中，只有 **1** 个最符合题意）

1. 下列药物，对映异构体具有相反药理活性的药物是
   A. 依托唑啉　　　　　　　　　　B. 甲基多巴
   C. 氧氟沙星　　　　　　　　　　D. 氟卡尼
   E. 普罗帕酮

2. 浓度为 300mg/L 氢化可的松琥珀酸钠与 200mg/L 重酒石酸间羟胺混合时出现沉淀；重酒石酸间羟胺注射液与氢化可的松琥珀酸钠注射液，在等渗氯化钠或 5% 葡萄糖注射液中各为 100mg/L 时，观察不到变化。是由于
   A. 直接反应引起　　　　　　　　B. 混合的顺序引起
   C. 缓冲剂引起　　　　　　　　　D. 配合量引起
   E. 溶剂组成改变引起

3. 某药物在体内按一级动力学消除，如果 $k = 0.0346h^{-1}$，该药物的消除半衰期约为
   A. 3.46h　　　　　　　　　　　B. 6.92h
   C. 12h　　　　　　　　　　　　D. 20h
   E. 24h

4. 属于雌激素类药物，反式异构体与雌激素受体亲和力强，表现出与雌二醇相同的生理活性，临床使用反式异构体的药物是
   A. 来曲唑　　　　　　　　　　　B. 他莫昔芬
   C. 雷洛昔芬　　　　　　　　　　D. 黄体酮
   E. 己烯雌酚

5. 有关表面活性剂生物学性质的表述，错误的是
   A. 离子型表面活性剂与蛋白质可发生相互作用
   B. 有些表面活性剂对药物吸收有影响
   C. 表面活性剂中，非离子型表面活性剂毒性最大
   D. 表面活性剂长期应用或高浓度使用可能出现皮肤或黏膜损伤
   E. 表面活性剂静脉注射的毒性大于口服

6. 关于生物利用度的说法，不正确的是
   A. 是药物进入体循环的速度和程度，是一个相对的概念

B. 根据选择的参比制剂不同分为绝对生物利用度和相对生物利用度

C. 完整表达一个药物的生物利用度需 T_{max}、C_{max} 和 AUC 三个参数

D. 生物利用度的程度是指与标准参比制剂相比，试验制剂中被吸收药物总量的相对比值

E. 与给药剂量和途径无关

7. 为了减少对眼部的刺激性，需要调整滴眼剂的渗透压与泪液的渗透压相近，用作滴眼剂渗透压调节剂的辅料是

A. 羟苯乙酯   B. 聚山梨酯 80

C. 依地酸二钠   D. 氯化钠

E. 羧甲基纤维素钠

8. 各种注射剂中药物的释放速率按以下次序排列，正确的是

A. 水溶液 > 油溶液 > 水混悬液 > O/W 型乳剂 > W/O 型乳剂 > 油混悬液

B. 水溶液 > 水混悬液 > 油溶液 > O/W 型乳剂 > W/O 型乳剂 > 油混悬液

C. 水溶液 > 水混悬液 > 油混悬液 > O/W 型乳剂 > W/O 型乳剂 > 油溶液

D. 水溶液 > 水混悬液 > 油溶液 > W/O 型乳剂 > O/W 型乳剂 > 油混悬液

E. 水混悬液 > 水溶液 > 油溶液 > O/W 型乳剂 > W/O 型乳剂 > 油混悬液

9. 就下图回答，下列哪项是正确的

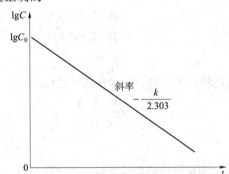

A. 单室模型静脉注射给药血药浓度对时间的半对数图

B. 双室模型静脉注射给药血药浓度对时间的半对数图

C. 单室模型静脉注射尿药排泄速率对时间的半对数图

D. 单室模型口服给药血药浓度对时间的半对数图

E. 单室模型静脉滴注给药血药浓度对时间的半对数图

10. 下列不属于微球的质量控制的是

A. 粒子大小与粒度分布   B. 载药量

C. 有机溶剂残留检查   D. 澄明

E. 体外释放度

11. 不能用于液体制剂矫味剂的是

A. 泡腾剂   B. 絮凝剂

C. 芳香剂   D. 胶浆剂

E. 甜味剂

12. 关于药品有效期的说法，正确的是

A. 根据化学动力学原理，用高温试验按照药物降解 1% 所需的有效期

B. 有效期可用加速试验预测，用长期试验确定

C. 有效期按照药物降解 50% 所需时间进行推算

D. 有效期按照 $t_{0.1} = 0.1054/k$ 公式进行推算，用影响因素试验确定

E. 有效期按照 $t_{0.9} = 0.693/k$ 公式进行推算，用影响因素试验确定

13. 受体与配体结合形成的复合物可以被另一种配体置换，体现的受体性质是

    A. 可逆性   B. 选择性

    C. 特异性   D. 饱和性

    E. 灵敏性

14. 关于药物吸收的说法，正确的是

    A. 食物会减少药物的吸收，药物均不能与食物同服

    B. 药物的亲脂性会影响药物的吸收，脂水分配系数小的药物吸收较好

    C. 在十二指肠由载体转运吸收的药物，胃排空缓慢有利于其口服吸收

    D. 固体药物粒子越大，溶出越快，吸收越好

    E. 临床上大多数脂溶性小分子药物的吸收过程是主动转运

15. 新药研发评价药物是否存在结晶水/溶剂属于下列何种环节

    A. 一般项目   B. 手性药物

    C. 药物晶型   D. 结晶溶剂

    E. 稳定性考察

16. 血浆蛋白结合率不影响药物的下列哪一生物药剂学过程

    A. 吸收   B. 分布

    C. 代谢   D. 排泄

    E. 消除

17. 现行版《中国药典》规定测定液体的旋光度时温度应控制在

    A. 20℃   B. 18℃

    C. 22℃   D. 30℃

    E. 32℃

18. 下列属于非核苷类逆转录酶抑制剂的是

    A. 齐多夫定   B. 去羟肌苷

    C. 沙奎那韦   D. 奈韦拉平

    E. 利托那韦

19. 胰岛素耐受性由受体基因突变可引起，根据对胰岛素功能的影响，下列不属于受体合成障碍的是

    A. 无义突变   B. 内含子接点突变

    C. 外显子接点突变   D. 某些突变干扰转录后修饰作用

    E. 核苷酸缺失引起移码突变

20. 日平均剂量 80mg 的硝苯地平对心肌缺血有明显的改善作用，几乎可完全取消通常于上午 6~12 时发生的心肌缺血高峰，对下午 21~24 时的心肌缺血保护作用强度明显不如前者的

原因是

A. 药物受遗传药理学影响   B. 药物受药效动力学影响

C. 药物受药代动力学影响   D. 药物受毒理学影响

E. 药物受时辰药理学影响

21. 具有 结构的药物属于

A. β 受体拮抗药   B. β 受体激动药

C. H₁ 受体拮抗药   D. α 受体激动药

E. α 受体拮抗药

22. 下列不属于药物代谢第 I 相生物转化反应的是

A. 氧化   B. 水解

C. 还原   D. 卤化

E. 羟基化

23. 天然存在的糖皮质激素是

A. 地塞米松   B. 曲安西龙

C. 氢化泼尼松   D. 氢化可的松

E. 倍他米松

24. 效价强度指的是

A. 药物的内在活性

B. 能引起等效反应（一般采用 50% 效应量）相对剂量或浓度，其值越小则强度越大

C. 半数有效量

D. 半数致死量

E. 治疗指数

25. 下列药物与受体之间的结合方式中，不可逆的是

A. 范德华力   B. 偶极 – 偶极相互作用

C. 疏水键   D. 氢键

E. 共价键

26. 将头孢氨苄中的苯核用 1,4 - 环己二烯替代，与头孢氨苄抗菌作用相似，对 β - 内酰胺酶稳定，毒性较小，口服吸收比肌内注射快且安全的药物是

E.

27. 将强效中枢性降压药可乐定做成控释贴剂，其优势是
    A. 避免了口服给药可能发生的首关效应
    B. 使药物被还原酶代谢受到抑制
    C. 使药物被水解酶代谢减少
    D. 使药物对 CYP2D6 的代谢减少
    E. 使药物与 CYP3A4 的相互作用降低

28. 下列哪种剂量会产生副作用
    A. 治疗量 　　　　　　　　B. LD_{50}
    C. 极量 　　　　　　　　　D. 中毒量
    E. 最小中毒量

29. 药物的光敏性是指药物被光降解的敏感程度，下列药物中光敏性最强的是
    A. 氯丙嗪 　　　　　　　　B. 硝普钠
    C. 维生素 B_2 　　　　　　D. 叶酸
    E. 氢化可的松

30. 关于气雾剂质量要求和贮藏条件的说法，错误的是
    A. 附加剂应无刺激性、无毒性 　　B. 容器应能耐受所需压力
    C. 抛射剂应为适宜的低沸点的液体 　D. 贮藏条件要求是室温
    E. 严重创伤用气雾剂应无菌

31. 下列药物制剂中，要求在冷冻条件下保存的是
    A. 重组人胰岛素 　　　　　　B. 对乙酰氨基酚片
    C. 硫酸阿托品注射液 　　　　D. 丙酸倍氯米松气雾剂
    E. 红霉素软膏

32. 当β受体拮抗药与受体结合后，阻止β受体激动药与其结合，此拮抗作用为
    A. 抵消作用 　　　　　　　B. 脱敏作用
    C. 相加作用 　　　　　　　D. 生化性拮抗
    E. 化学性拮抗

33. 关于苯二氮草类药物的稳定性的描述，错误的是

A. 苯二氮䓬类药物的 1,2 位酰胺键在酸性条件下及受热时易发生开环

B. 苯二氮䓬类药物的 4,5 位亚胺键在酸性条件下及受热时易发生开环

C. 地西泮的最终开环产物为 2 - 甲氨基 - 5 - 氯 - 二苯甲酮及甘氨酸

D. 4,5 位的开环反应是不可逆性反应

E. 该类药物拥有生物利用度高，作用时间长等特点

34. 下列关于吡罗昔康 的描述，正确的是

A. 为羧酸类非甾体抗炎药

B. 骨架为 1,2 - 苯并噻嗪结构，含有烯醇型羟基药效团

C. 非酸性的前体药物，其本身无环氧酶抑制活性

D. S - 异构体的活性是 R - 异构体的 35 倍，以 S - 异构体上市

E. 芳基乙酸的 α - 碳原子上引入甲基

35. 红霉素制成酯化物，对酸稳定但使转氨酶升高，白细胞升高，出现发热、黄疸。该现象属于何种影响药物毒性的因素

A. 药物的结构和理化性质　　　　B. 营养条件

C. 年龄　　　　D. 性别

E. 遗传因素

36. 可作为栓剂水溶性基质的是

A. 聚山梨酯 80　　　　B. 糊精

C. 椰油酯　　　　D. 聚乙二醇 6000

E. 羟苯乙酯

37. 关于静脉滴注，说法正确的是

A. 血药浓度达稳态后，加快滴注速率，血药浓度又会重新上升并趋于稳定

B. 滴注开始时，药物的消除速率大于给药速率

C. 滴注速率越大，达到稳态血药浓度的时间越短

D. 达到稳态血药浓度的 75% 所需要的滴注时间是 3 个生物半衰期

E. 可通过减慢滴注速率的方式降低药物的消除速度

38. 静脉用中药注射剂的安全性检查项目一般首选

A. 细菌内毒素检查　　　　B. 热原检查

C. 影响因素实验　　　　D. 加速实验

E. 长期实验

39. 关于药品质量标准中检查项的说法，错误的是

A. 检查项包括反映药品安全性与有效性的试验方法和限度、均一性与纯度等制备工艺要求

B. 除另有规定外，凡规定检查溶出度或释放度的片剂，不再检查崩解时限

C. 单剂标示量小于 50mg 或主药含量小于单剂重量 50% 的片剂，应检查含量均匀度

D. 凡规定检查含量均匀度的制剂一般不再检查重（装）量差异

E. 崩解时限、溶出度与释放度、含量均匀度检查法属于特性检查法

40. 在 7 - 乙基 -10 - 羟基喜树碱结构中引入哌啶基哌啶羧酰基侧链，可与盐酸成盐，水溶性提高，属前体药物的是

A. 伊立替康
B. 盐酸阿糖胞苷
C. 多柔比星
D. 甲氨蝶呤
E. 卡巴他赛

二、配伍选择题（共 60 题，每题 1 分，题目分为若干组，每组题目对应同一组备选项，备选项可重复使用，也可不选用。每题只有 1 个备选项最符合题意）

[41 ~ 44]

A. 羟丙基纤维素（HPC）
B. 羟丙基甲基纤维素（HPMC）
C. 聚维酮（PVP）
D. 乙基纤维素（EC）
E. 羧甲基纤维素钠（CMC - Na）

41. 常用的黏合剂，可作粉末直接压片黏合剂

42. 常用的黏合剂，不溶于水，但溶于乙醇

43. 常用的黏合剂，吸湿性强，可溶于水和乙醇

44. 常用的黏合剂，适用于可压性较差的药物

[45 ~ 47]

A. 头孢克洛
B. 克拉维酸
C. 阿昔洛韦
D. 氟康唑
E. 布替萘芬

45. 结构为开环的鸟苷类似物，用于治疗各种疱疹病毒感染的首选药物是

46. 头孢氨苄 C3 位被氯替代得到的可口服的半合成头孢菌素类药物是

47. 结构中含有 β - 内酰胺环，通过抑制 β - 内酰胺酶，增加阿莫西林抗菌效果的药物是

[48 ~ 49]

    A. 解离度   B. 脂水分配系数

    C. 立体构型   D. 空间构象

    E. 电子云密度分布

48. 影响手性药物对映体之间活性差异的主要因素是

49. 影响结构非特异性全身麻醉药活性的主要因素是

[50 ~ 54]

    A. 控释膜材料   B. 骨架材料

    C. 压敏胶   D. 背衬材料

    E. 防黏材料

50. 聚乙烯醇属于

51. 聚异丁烯属于

52. 乙烯 - 醋酸乙烯共聚物属于

53. 聚苯乙烯属于

54. 铝箔属于

[55 ~ 57]

    A. 液体药物的物理性质   B. 具有人指纹一样的特征专属性

    C. 利用微生物或实验动物进行实验   D. 可用作药物的鉴别，也可反映药物的纯度

    E. 可用于药物的鉴别、检查和含量测定

55. 熔点

56. 旋光度

57. 红外光谱

[58 ~ 62]

    A. 耐受性   B. 依赖性

    C. 耐药性   D. 继发反应

    E. 特异质反应

58. 长期使用广谱抗生素，停药后的二重感染属于

59. 反复用药引起人体心理或者生理上对药物的依赖状态是

60. 抗生素类药物在总剂量和 C_{av} 一定的情况下选择较大的给药间隔可以避免细菌的

61. 老年人肝血流减小，肝药酶活性降低，表明老年人对药物的哪项反应减弱

62. 假性胆碱酯酶缺乏者，应用琥珀胆碱后出现的呼吸暂停是

[63 ~ 64]

    A. 胃   B. 小肠

    C. 结肠   D. 直肠

    E. 十二指肠

63. 血管相当丰富，是栓剂的良好吸收部位

64. 降解酶较少，有可能是蛋白质多肽类药物吸收较理想的部位

[65～67]

A.

盐酸多巴酚丁胺

B.

沙丁胺醇

C.

异丙肾上腺素

D.

去氧肾上腺素

E.

甲基多巴

65. 选择性心脏 β_1 受体激动药是

66. 选择性 β_2 受体激动药是

67. 非选择性 β 受体激动药是

[68～70]

    A. 酒石酸   B. 依地酸二钠

    C. 焦亚硫酸钠   D. 维生素 E

    E. 硫代硫酸钠

68. 用于弱酸性药物液体制剂的常用抗氧化剂是

69. 用于油溶性液体制剂的常用抗氧化剂是

70. 用于碱性药物液体制剂的常用抗氧化剂是

[71～72]

    A. 极易溶解   B. 易溶

    C. 溶解   D. 微溶

    E. 极微溶解

71. 1g 阿司匹林能在甲醇 1ml ～不到 10ml 中溶解，其溶解度属于

72. 1g 阿司匹林能在乙醚 10ml ～不到 30ml 中溶解，其溶解度属于

[73～74]

    富马酸酮替芬喷鼻剂处方如下：

        【处方】富马酸酮替芬   0.11g

             亚硫酸氢钠   0.50g

             三氯叔丁醇   0.10g

             蒸馏水加至 100ml

A. 主药   B. 抗氧剂

C. 防腐剂   D. 溶剂

E. pH 调节剂

73. 处方中亚硫酸氢钠的作用是

74. 处方中三氯叔丁醇的作用是

[75～77]

A. $C = C_0 e^{-kt}$ B. $C = \dfrac{k_0}{kV}(1 - e^{-kt})$

C. $C = Ae^{-\alpha t} + Be^{-\beta t}$ D. $C = \dfrac{k_a F X_0}{V(k_a - k)}(e^{-kt} - e^{-k_a t})$

E. $C = Ne^{-k_a t} + Le^{-\alpha t} + Me^{-\beta t}$

75. 单室模型血管外给药的血药浓度随时间变化的公式是

76. 双室模型血管外给药的血药浓度随时间变化的公式是

77. 双室模型静脉注射给药的血药浓度随时间变化的公式是

[78～79]

A. 乙酰化作用   B. 葡萄糖－6－磷酸脱氢酶缺乏

C. 乙醛脱氢酶与乙醇脱氢酶异常   D. 基因高表达

E. 代谢率不同

78. 基于遗传药理学和个体化用药，群司珠单抗治疗晚期乳腺癌属于

79. 基于遗传药理学和个体化用药，奥美拉唑合理调整药物剂量属于

[80～81]

A. 环糊精   B. 聚氰基丙烯酸异丁酯

C. PLGA   D. 磷脂

E. 醋酸纤维素

80. 制备微球可生物降解的材料为

81. 靶向乳剂的乳化剂为

[82～84]

A. 黏附力   B. 装量差异

C. 递送均一性   D. 微细粒子剂量

E. 沉降体积比

82. 单剂量包装的鼻用固体或半固体制剂应检查的是

83. 定量鼻用气雾剂应检查的是

84. 混悬型滴鼻剂应检查的是

[85～87]

A. 药代动力学研究   B. 药效动力学研究

C. 临床研究   D. 体外研究

E. 体外溶出度试验

85. 评价药品处方工艺变更前后质量和疗效的一致性采用

86. 通常将受试制剂在机体内的暴露情况与参比制剂进行比较采用

87. 排除进入循环系统起效的药物，需评价在肠道内结合胆汁酸的药物的生物等效性采用

[88～92]

A.
奥美拉唑

B.
西咪替丁

C.
雷尼替丁

D.
甲氧氯普胺

E.
法莫替丁

88. 结构中含有咪唑环的是

89. 结构中含有呋喃环的是

90. 结构中含有噻唑环的是

91. 结构中含有苯并咪唑环的是

92. 结构中含有芳伯胺的是

[93～95]

    A. 脂肪肝   B. 肝细胞坏死

    C. 胆汁淤积   D. 纤维化及肝硬化

    E. 慢性坏死性肝炎

93. 丙戊酸钠、甲氨蝶呤引起的肝脏毒性作用类型为

94. 乙醇、维生素 A、酚噻嗪类、甲磺丁脲引起的肝脏毒性作用类型为

95. 对乙酰氨基酚、抗代谢药、烷化剂引起的肝脏毒性作用类型为

[96～100]

    A. 脱羧   B. 异构化

    C. 氧化   D. 聚合

    E. 水解

96. 维生素 C 降解的主要途径是

97. 乙酰水杨酸降解的主要途径是

98. 毛果芸香碱降解的主要途径是

99. 氨苄西林产生变态反应的降解途径是

100. 对氨基水杨酸钠降解的主要途径是

三、综合分析选择题（共 10 题，每题 1 分。题目分为若干组，每组题目基于同一个临床情景、病例、实例或者案例展开。每题的备选项中，只有 1 个最符合题意）

[101 ~ 102]

咪唑类药物的代表药物为噻康唑、益康唑、酮康唑等。

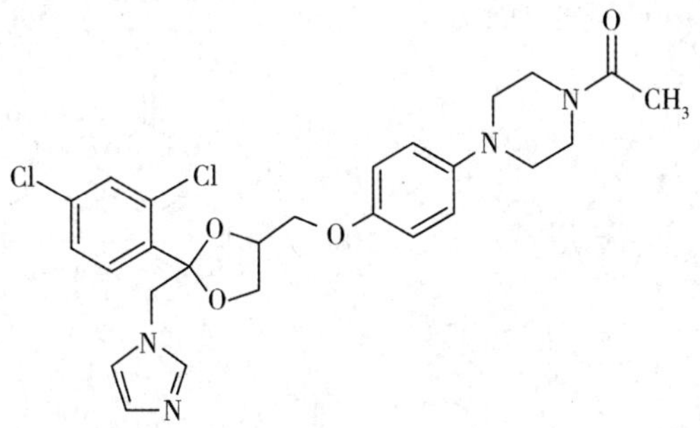

101. 关于咪唑类药物结构特点及作用说法错误的是
    A. 多数可以看作为乙醇取代物
    B. 酮康唑结构中含有乙酰哌嗪和缩酮结构
    C. 此类药物应具有旋光性
    D. 非竞争性地抑制真菌细胞壁的 $\beta-(1,3)-D-$葡聚糖的合成
    E. 临床使用的药物多数为消旋体

102. 抗真菌药物酮康唑对 CYP51 和 CYP3A4 可产生的作用类型为
    A. 不可逆性抑制剂   B. 可逆性抑制剂
    C. 类不可逆性抑制剂   D. 诱导作用
    E. 协同作用

[103 ~ 105]

紫杉醇是从美国西海岸的短叶红豆杉的树皮中提取得到的具有紫杉烯环结构的二萜类化合物，属有丝分裂抑制剂或纺锤体毒素。多西他赛是由 10 - 去酰基浆果赤霉素进行半合成得到的紫杉烷类抗肿瘤药，结构上与紫杉醇有两点不同，一是第 10 位碳上的取代基，二是 3′位上的侧链。多西他赛的水溶性比紫杉醇好，毒性较小，抗肿瘤谱更广。

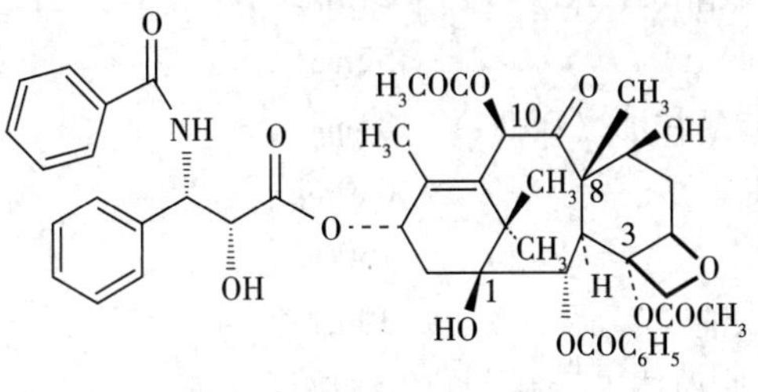

103. 按药物来源分类，多西他赛属于
    A. 天然药物   B. 半合成天然药物
    C. 合成药物   D. 生物药物
    E. 半合成抗生素

104. 紫杉醇注射液通常含有聚氧乙烯蓖麻油，其作用是

27

A. 助悬剂   B. 稳定剂

C. 等渗调节剂   D. 增溶剂

E. 金属螯合剂

105. 根据构效关系判断，属于多西他赛结构的是

[106～107]

两性霉素 B 脂质体冻干制品处方如下：

【处方】
两性毒素 B	50mg
氢化大豆卵磷脂（HSPC）	213mg
胆固醇（Chol）	52mg
二硬脂酰磷脂酰甘油（DSPG）	84mg
α－维生素 E	640mg
蔗糖	1000mg
六水琥珀酸二钠	30mg

106. 下列有关两性霉素 B 脂质体冻干制品的叙述错误的是

A. 属于靶向制剂   B. 属于长循环脂质体

C. 胆固醇用于改善脂质体膜流动性   D. 六水琥珀酸二钠用作缓冲剂

E. 维生素 E 为抗氧化剂

107. 二硬脂酰磷脂酰甘油在该处方中的作用是

A. 骨架材料   B. 稳定剂

C. 抗氧剂 D. pH 调节剂

E. 分散剂

[108～110]

患者女，25 岁，临床诊断为急性胃肠炎。处方：蒙脱石散 3.0g，tid，冲服；盐酸左氧氟沙星片 0.2g，bid，口服；口服补液盐 I 散剂 14.75g，qd。

108. 下列关于口服蒙脱石散剂的质量要求，错误的是
    A. 供制散剂的药物均应粉碎
    B. 散剂应干燥、疏松、混合均匀、色泽一致
    C. 制备含有毒性药、贵重药或药物剂量小的散剂时，应采用配研法混匀并过筛
    D. 散剂中不含辅料
    E. 口服散剂需要时亦可加矫味剂、芳香剂、着色剂等

109. 抗菌药物氧氟沙星其 $S-(-)-$ 对映异构体对细菌 DNA 旋转酶抑制活性是 $R-(+)-$ 对映异构体的 9.3 倍，是消旋体的 1.3 倍，产生的原因是
    A. 手性异构 B. 几何异构
    C. 构象异构 D. 代谢差异
    E. 吸收差异

110. 蒙脱石散与抗菌药物联用时，适宜的给药方法是
    A. 同时口服 B. 同时冲服
    C. 中间至少间隔 1 小时 D. 晨起服
    E. 睡前服

四、多项选择题（共 10 题，每题 1 分。每题的备选项中，有 2 个或者 2 个以上符合题意，错选、少选均不得分）

111. 关于磺胺类药物作用说法正确的是
    A. 作用的靶点是细菌的二氢叶酸合成酶
    B. 基本结构是对氨基苯磺酰胺
    C. 甲氧苄啶（TMP）为抗菌增效剂
    D. 磺胺嘧啶分子有较强酸性，可以制成钠盐和银盐
    E. 复方新诺明组成为磺胺嘧啶和 TMP

112. 患儿男，2 周岁，因普通感冒引起高热，哭闹不止，医师处方给予布洛芬口服混悬剂。相比固体剂型，在此病例中选用的布洛芬口服混悬剂的优势在
    A. 小儿服用混悬剂更方便
    B. 含量高，易于稀释，过量使用也不会造成严重的毒副作用
    C. 混悬剂因颗粒分布均匀，对胃肠道刺激小
    D. 适宜于分剂量给药
    E. 含有山梨醇，味甜，顺应性高

113. 盐酸异丙肾上腺素气雾剂处方如下：

    【处方】盐酸异丙肾上腺素　　　2.5g

维生素 C	1.0g
乙醇	296.5g
二氯二氟甲烷	适量
共制成 1000g	

关于该处方中各辅料所起作用的说法，正确的有

A. 乙醇是乳化剂   B. 维生素 C 是抗氧剂

C. 二氯二氟甲烷是抛射剂   D. 乙醇是潜溶剂

E. 二氯二氟甲烷是金属离子络合剂

114. 下列关于量反应正确的有

A. 药理效应的强弱呈连续性量的变化

B. 可用数或量或最大反应的百分率表示

C. 药理效应不是随着药物剂量或浓度的增减呈连续性量的变化

D. 为反应的性质变化

E. 一般以阳性或阴性、全或无的方式表示

115. 药品质量检验中，以一次检验结果为准、不宜复检的项目有

A. 重量差异   B. 无菌

C. 装量差异   D. 热原

E. 细菌内毒素

116. 输液中的微粒可造成局部循环障碍，引起血管栓塞，解决的办法包括

A. 按照输液用的原辅料质量标准，严格控制原辅料的质量

B. 提高丁基胶塞及输液容器质量

C. 尽量减少制备生产过程中的污染，严格灭菌条件，严密包装

D. 合理安排工序，加强工艺过程管理，采取单向层流净化空气，及时除去制备过程中新产生的污染微粒，采用微孔滤膜滤过和生产联动化等措施，以提高输液的澄明度

E. 在输液器中安置终端过滤器（0.8μm孔径的薄膜），可解决使用过程中微粒污染问题

117. 下列有关铂类药物的叙述，正确的是

A. 取代顺铂中氯的配位体要有适当的水解速率，双齿配位体较单齿配位体活性高

B. 烷基伯胺或环烷基伯胺取代顺铂中的氨，可明显增加治疗指数

C. 中性配合物要比离子配合物活性高

D. 平面正方形和八面体构型的铂配合物活性高

E. 顺铂的水溶性差，卡铂的肾脏毒性比顺铂轻

118. 在体内发生代谢，生成"亚胺－醌"物质，引发毒性作用的药物是

A. 双氯芬酸   B. 奈法唑酮

C. 普拉洛尔   D. 苯噁洛芬

E. 对乙酰氨基酚

119. 关于生物利用度和生物等效性的说法，正确的有

A. 生物等效性是评价仿制药质量的重要指标

B. 具有药学等效的药物不一定具有生物等效性

C. 生物利用度研究是新药研究过程中选择合适给药途径和确定用药方案的重要依据之一

D. 生物等效性研究用以判断研发药品是否可替换已上市药品

E. 当吸收速度的差别没有临床意义时，某些药物制剂的吸收程度相同而速度不同时，也可认为生物等效

120. 药物与受体之间的可逆的结合方式有

A. 疏水键   B. 氢键

C. 离子键   D. 范德华力

E. 离子－偶极

预测试卷（三）

（考试时间 150 分钟）

题型	最佳选择题	配伍选择题	综合分析选择题	多项选择题	总分
题分	40	60	10	10	120
得分					

一、最佳选择题（共 **40** 题，每题 **1** 分，每题的备选项中，只有 **1** 个最符合题意）

1. 关于抗精神病药物氯氮平，下列说法错误的是

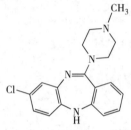

氯氮平

　A. 对脑内 $5-HT_{2A}$ 受体和多巴胺 DA_1 受体的拮抗作用较强

　B. 有抗 M_1 胆碱受体、组胺 H_1 受体及 α 受体作用

　C. 锥体外系反应及迟发性运动障碍较轻

　D. 常引起血中泌乳素增高

　E. 主要代谢产物有 $N-$去甲基氯氮平、氯氮平的 $N-$氧化物

2. 注射剂的优点不包括
　A. 药效迅速、剂量准确、作用可靠　　　B. 适用于不能口服给药的病人
　C. 适用于不宜口服的药物　　　　　　　D. 可迅速终止药物作用
　E. 可产生定向作用

3. 为迅速达到稳态血药浓度，可采取下列哪一个措施
　A. 每次用药量加倍　　　　　　　　　　B. 缩短给药间隔时间
　C. 每次用药量减半　　　　　　　　　　D. 延长给药间隔时间
　E. 首次剂量加倍，而后按其原来的间隔时间给予原剂量

4. 属于微囊天然高分子囊材的是
　A. 阿拉伯胶　　　　　　　　　　　　　B. 醋酸纤维素酞酸酯
　C. 聚乙烯醇　　　　　　　　　　　　　D. 聚丙烯酸树脂
　E. 羧甲基纤维素盐

5. 与抗菌药配伍使用后，能增强抗菌药疗效的药物称为抗菌增效剂，属于抗菌增效剂的药物是
　A. 甲氧苄啶　　　　　　　　　　　　　B. 氨苄西林

C. 舒他西林
D. 磺胺嘧啶

E. 氨曲南

6. 仿制药质量一致性评价中，在相同试验条件下，仿制药品与参比药品生物等效是指
   A. 两种药品在吸收速度上无著性差异
   B. 两种药品在消除时间上无显著
   C. 两种药品在动物体内表现相同
   D. 两种药品吸收速度与吸收程度无显著性差异
   E. 两种药品在体内分布、消除的速度与程度一致

7. 下列药物中，目前没有发现有耳毒性的是
   A. 氨基糖苷类抗生素
   B. 非甾体抗炎药
   C. 高效利尿药
   D. 抗疟药
   E. 地西泮

8. 下列辅料中用作片剂崩解剂的是
   A. 乙基纤维素
   B. 羟丙甲纤维素
   C. 滑石粉
   D. 交联聚维酮
   E. 糊精

9. 关于盐酸昂丹司琼的说法错误的是
   A. 由咔唑酮和 2 - 甲基咪唑组成
   B. 咔唑环上的 3 位碳具有手性，R - 异构体活性大，临床上使用外消旋体
   C. 强效、高选择性的 $5 - HT_3$ 受体拮抗剂
   D. 止吐剂量仅为甲氧氯普胺有效剂量的 10%
   E. 用于预防和治疗手术后的恶心和呕吐

10. 《中国药典》收载的阿司匹林标准中，记载在【性状】项下的内容是
    A. 溶解度
    C. 溶液的澄清度
    B. 含量的限度
    D. 游离水杨酸的限度
    E. 干燥失重的限度

11. 丙烯酸树脂 L 和 S 型为药用辅料，在口服片剂中的主要用途为
    A. 胃溶型包衣材料
    B. 肠胃都溶型包衣材料
    C. 肠溶性高分子材料
    D. 糖包衣材料
    E. 水溶型衣材料

12. 下列属于诱发药源性疾病的不合理用药因素是
    A. 性别
    B. 乙酰化代谢异常
    C. 葡萄糖 - 6 - 磷酸脱氢酶缺陷
    D. 红细胞生化异常
    E. 用药时间过长

13. 下列全部为片剂中常用的填充剂的是
    A. 淀粉，糖粉，交联聚维酮
    B. 淀粉，羧甲基淀粉钠，羟丙甲基纤维素

C. 甲基纤维素，糖粉，糊精

D. 淀粉，蔗糖，微晶纤维素

E. 硫酸钙，微晶纤维素，聚乙二醇

14. 用紫外－可见分光光度法测定药物含量时，使用的标准物质是

    A. 标准品   B. 对照品

    C. 对照药材   D. 对照提取物

    E. 参考品

15. 关于药物引起Ⅱ型变态反应的说法，错误的是

    A. Ⅱ型变态反应需要活化补体、诱导粒细胞浸润及吞噬作用

    B. Ⅱ型变态反应主要导致血液系统疾病和自身免疫性疾病

    C. Ⅱ型变态反应只由 IgM 介导

    D. Ⅱ型变态反应可由"氧化性"药导致免疫性溶血性贫血

    E. Ⅱ型变态反应可致靶细胞溶解，又称为溶细胞型反应

16. 维生素 A 和维生素 D 降解的主要途径是

    A. 光学异构化   B. 聚合

    C. 水解   D. 氧化

    E. 脱羧

17. 多剂量静脉注射给药的平均稳态血药浓度是

    A. C_{max}^{ss} 与 C_{min}^{ss} 的算术平均值

    B. 重复给药达到稳态后，在一个给药间隔时间内血药浓度－时间曲线下面积除以给药间隔时间的商值

    C. C_{min}^{ss} 与 C_{max}^{ss} 的几何平均值

    D. 药物的血药浓度－时间曲线下面积除以给药间隔时间的商值

    E. 重复给药的第一个给药间隔时间内血药浓度－时间曲线下面积除以给药间隔时间的商值

18. 下列注射给药中吸收快慢排序正确的是

    A. 皮下 > 皮内 > 静脉 > 肌内   B. 静脉 > 肌内 > 皮下 > 皮内

    C. 静脉 > 皮下 > 肌内 > 皮内   D. 皮内 > 皮下 > 肌内 > 静脉

    E. 皮内 > 肌内 > 静脉 > 皮下

19. 通常不进行药品含量均匀度检查的药物是

    A. 每一个单剂标示量小于 25mg 的片剂

    B. 主药含量小于每一个单剂重量 25% 的硬胶囊

    C. 采用混粉工艺制成的注射用无菌粉末

    D. 单剂量包装的口服混悬液

    E. 多种维生素或微量元素片剂

20. 易与生物大分子形成氢键的是

    A. 卤素   B. 羟基

    C. 烃基   D. 酰胺

E. 酯

21. 有关鼻黏膜给药的叙述，不正确的是
    A. 鼻黏膜内的丰富血管和鼻黏膜的高度渗透压有利于吸收
    B. 可避开肝首关效应
    C. 吸收程度和速度不如静脉注射
    D. 鼻腔给药方便易行
    E. 多肽类药物适宜以鼻黏膜给药

22. 为前体药物，作用于神经氨酸酶的抗流感病毒药物是
    A. 奥司他韦   B. 阿昔洛韦
    C. 利巴韦林   D. 膦甲酸钠
    E. 金刚烷胺

23. 阿苯达唑可发生下列代谢过程，其代谢反应类型为

    A. S - 氧化   B. S - 还原
    C. S - 脱烷基化   D. 脱硫氧化
    E. 脱硫还原

24. 抗肿瘤药物环磷酰胺在杀死肿瘤细胞的同时，出现骨髓抑制、出血性膀胱炎、尿道出血等
    不良反应的原因是
    A. 剂量与疗程   B. 患者因素
    C. 药品质量   D. 药物相互作用
    E. 药物作用的选择性

25. 受体的类型不包括
    A. 细胞内受体   B. 第二信使
    C. 配体门控离子通道受体   D. G - 蛋白偶联受体
    E. 酪氨酸激酶受体

26. 下列不属于葡萄糖醛酸结合反应类型的是
    A. O - 的葡萄糖醛苷化   B. C - 的葡萄糖醛酸酯化
    C. N - 的葡萄糖醛苷化   D. S - 的葡萄糖醛苷化
    E. Cl - 的葡萄糖醛苷化

27. 关于房室划分的叙述，正确的是
    A. 房室的划分是随意的
    B. 为了更接近于机体的真实情况，房室划分越多越好
    C. 药物进入脑组织需要透过血 - 脑屏障，所以对所有的药物来说，脑是周边室
    D. 房室是根据组织、器官、血液供应的多少和药物分布转运的快慢确定的
    E. 房室的划分是固定的，与药物的性质无关

28. 维生素 C 注射液的处方如下：

【处方】 维生素 C   104g

          依地酸二钠   0.05g

          碳酸氢钠   49g

          亚硫酸氢钠   2g

          注射用水加至 1000ml

处方中加入亚硫酸氢钠的目的是

  A. 还原剂   B. 增稠剂

  C. 防腐剂   D. 等渗调节剂

  E. 金属离子络合剂

29. 关于药物制剂规格的说法，错误的是

  A. 阿司匹林规格为 0.1g，是指平均片重为 0.1g

  B. 药物制剂的规格是指每一单位制剂中含有主药的重量（或效价）或含量或（％）装量

  C. 葡萄糖酸钙口服溶液规格为 10%，是指每 100ml 口服溶液中含葡萄糖酸钙 10g

  D. 注射用胰蛋白酶规格为 5 万单位，是指每支注射剂中含胰蛋白酶 5 万单位

  E. 硫酸庆大霉素注射液规格为 1ml∶20mg（2 万单位），是指每支注射液的装量为 1ml、其中含庆大霉素 20mg（2 万单位）

30. 不含有芳基醚结构的药物是

  A. 胺碘酮   B. 美托洛尔

  C. 美西律   D. 普萘洛尔

  E. 普罗帕酮

31. 下列关于依那普利的叙述错误的是

  A. 是血管紧张素转换酶抑制药

  B. 含有三个手性中心，均为 S 型

  C. 是依那普利拉的前药，在体内经水解代谢后产生药效

  D. 分子内含有巯基

  E. 为双羧基的 ACE 抑制剂

32. 评价药物安全性的药物治疗指数为

  A. ED_{95}/LD_5 B. ED_{95}/LD_{50}

  C. LD_1/ED_{99} D. LD_{50}/ED_{50}

  E. ED_{99}/LD_1

33. 不能用作混悬剂的助悬剂的是

  A. 西黄蓍胶   B. 甘油

  C. 硬脂酸钠   D. 羧甲基纤维素

  E. 硅藻土

34. 在睾酮的 17α 位引入甲基而得到甲睾酮，其主要目的是

  A. 可以口服

  B. 增强雄激素的作用

C. 增强蛋白同化的作用

D. 增强脂溶性，使作用时间延长

E. 降低雄激素的作用

35. 既可以局部使用，也可以发挥全身疗效，且能避免肝脏首关效应的剂型是

    A. 口服溶液剂   B. 颗粒剂

    C. 贴剂   D. 片剂

    E. 泡腾片剂

36. 将可待因的 6 位羟基氧化成酮，同时将 7、8 位的双键氢化得到的镇痛药物为

    A. 烯丙吗啡   B. 纳洛酮

    C. 纳曲酮   D. 羟考酮

    E. 吗啡

37. 关于制剂质量要求和使用特点的说法，正确的是

    A. 注射剂应进行微生物限度检查

    B. 眼用液体制剂不允许添加抑菌剂

    C. 生物制品一般不宜制成注射用浓溶液

    D. 若需同时使用眼膏剂和滴眼剂，应先使用眼膏剂

    E. 眼用制剂贮存应密封、避光

38. 以 PEG 为基质的对乙酰氨基酚栓表面的鲸蜡醇层的作用是

    A. 减轻用药刺激   B. 促进药物释放

    C. 保持栓剂硬度   D. 增加栓剂的稳定性

    E. 软化基质

39. 加入非竞争性拮抗药后，可使相应受体激动药的量 - 效曲线

    A. 最大效应不变

    B. 最大效应降低

    C. 最大效应升高

    D. 增加激动药的剂量，可以使量 - 效曲线最大效应恢复到原来水平

    E. 减小激动药的剂量，可以使量 - 效曲线最大效应恢复到原来水平

40. 表面活性剂具有溶血作用，下列说法或溶血性排序正确的是

    A. 非离子型表面活性剂溶血性最强

    B. 聚氧乙烯芳基醚 > 聚氧乙烯脂肪酸酯 > 吐温类

    C. 阴离子型表面活性剂溶血性比较弱

    D. 阳离子型表面活性剂溶血性比较弱

    E. 聚氧乙烯脂肪酸酯 > 吐温 40 > 聚氧乙烯芳基醚

二、配伍选择题（共 60 题，每题 1 分，题目分为若干组，每组题目对应同一组备选项，备选项可重复使用，也可不选用。每题只有 1 个备选项最符合题意）

[41 ~ 43]

    A. 吉非替尼   B. 伊马替尼

    C. 阿帕替尼   D. 索拉替尼

E. 埃克替尼

41. 由国内企业研发，作用于 VEGFR-2，分子中含有氰基，可用于治疗晚期胃癌的药物是

42. 第一个上市的蛋白酪氨酸激酶抑制剂，分子中含有哌嗪环，可用于治疗费城染色体阳性的慢性粒细胞白血病和恶性胃肠道间质肿瘤的药物是

43. 第一个选择性表皮生长因子受体酪氨酸激酶抑制剂，分子中含有 3-氯-4-氟苯胺基团，用于治疗非小细胞肺癌和转移性非小细胞肺癌的药物是

[44～45]

    A. 肾小管分泌   B. 肾小球滤过

    C. 乳汁排泄   D. 胆汁排泄

    E. 肾小管重吸收

44. 属于主动转运的肾排泄过程是

45. 可能引起肠-肝循环的排泄过程是

[46～47]

    A. 长循环脂质体   B. 免疫脂质体

    C. 半乳糖修饰的脂质体   D. 甘露糖修饰的脂质体

    E. 热敏感脂质体

46. 用 PEG 修饰的脂质体是

47. 表面连接上某种抗体或抗原的脂质体是

[48～50]

    A. 肾上腺糖皮质激素   B. 吉非替尼

    C. 甲状腺激素   D. 肾上腺素

    E. 氯化琥珀胆碱

48. 作用于 G-蛋白偶联受体，产生药理作用的药物是

49. 作用于配体门控离子通道受体，产生药理作用的药物是

50. 作用于酪氨酸激酶受体，产生药理作用的药物是

[51～53]

    A. 渗透压调节剂   B. pH 调节剂

    C. 黏度调节剂   D. 抑菌剂

    E. 增溶剂

51. 滴眼剂中加入磷酸盐缓冲溶液的作用是

52. 滴眼剂中加入氯化钠的作用是

53. 滴眼剂中加入卡波姆的作用是

[54～55]

    A. 起效时间   B. 最大效应时间

    C. 疗效维持时间   D. 作用残留时间

    E. 有效效应

54. 对连续多次用药时选择用药的间隔时间有参考意义的是

55. 代表药物发生疗效以前的潜伏期的是

[56~58]

A. 3~8	B. 8~16
C. 7~9	D. 1~10
E. 15~20	

56. 表面活性剂适用作 W/O 型乳化剂的 HLB 值范围是

57. 表面活性剂可用作 O/W 型乳化剂的 HLB 值范围是

58. 表面活性剂作为润湿剂的最适 HLB 值范围是

[59~63]

A. 形成蓝色配位化合物	B. 显紫堇色
C. 产生二乙胺臭气	D. 试液褪色
E. 生成红色沉淀	

59. 盐酸麻黄碱在碱性条件下与硫酸铜反应

60. 吗啡与甲醛 – 硫酸试液反应

61. 维生素 C 与二氯靛酚钠反应

62. 葡萄糖溶液遇碱性酒石酸铜试液

63. 尼可刹米与氢氧化钠试液加热

[64~65]

A. 抑制 Na^+，K^+ – ATP 酶

B. 去甲肾上腺素（NA）、5 – 羟色胺和多巴胺

C. α 受体过度兴奋

D. 激活过氧化物酶增殖体活化受体

E. DNA 模板功能错误

64. 洋地黄毒苷增加心肌收缩性和兴奋性，甚至造成严重心律失常是由于

65. 可卡因误服者严重鼻黏膜溃疡和心肌梗死是由于

[66~67]

A. 羟丙甲纤维素（HPMC）

B. 单硬脂酸甘油酯

C. 聚乙二醇类（PEG6000、PEG4000 等）

D. 羟丙纤维素（HPC）

E. 丙烯酸树脂Ⅳ号

66. 可以用作口服滴丸剂的水溶性基质的是

67. 可以用作口服滴丸剂的脂溶性基质的是

[68~70]

A. 美托洛尔	B. 拉贝洛尔
C. 普萘洛尔	D. 阿普洛尔
E. 沙丁胺醇	

68. 含有苯丙醇胺和烯烃结构的药物是

69. 含有萘环结构的药物是

70. 含有两个手性碳的药物是

[71~73]

    A. 辛伐他汀   B. 氟伐他汀

    C. 普伐他汀   D. 西立伐他汀

    E. 阿托伐他汀

71. 他汀类药物可引起肌痛或横纹肌溶解症的不良反应，因该不良反应而撤出市场的药物是

72. 含有 3,5－二羟基戊酸和吲哚环的第一个全合成他汀类调血脂药物是

73. 含有 3－羟基－δ－内酯环结构片段，需要在体内水解成 3,5－二羟基戊酸，才能发挥作用的 HMG－CoA 还原酶抑制剂的是

[74~75]

    A. 重量差异   B. 色谱法

    C. 崩解时限   D. 物理常数测定法

    E. 分散均匀性

74. 《中国药典》通则收载的通用分析方法

75. 《中国药典》通则收载的特性检测方法

[76~77]

    A. 2   B. 3

    C. 4   D. 8

    E. 10

    生物等效性研究一般试验设计和数据处理原则

76. 空腹试验试验前夜至少空腹几小时

77. 试验机构应对试验制剂及参比制剂按相关要求留样。试验药物应留样保存至药品获准上市后几年

[78~80]

    A. 15μm 以下   B. 100μm 以上

    C. 0.5~10μm   D. 2~5ml

    E. 5~10ml

78. 混悬剂中药物微粒一般为

79. 混悬型注射液中原料药物粒径应控制在

80. 肌内混悬型注射剂，所用溶剂有水、复合溶剂或油等，容量一般为

[81~83]

    A. 药源性肝病   B. 急性肾衰竭

    C. 血管神经性水肿   D. 药源性耳聋和听力障碍

    E. 血管炎

81. 庆大霉素可引起

82. 辛伐他汀可引起

83. 别嘌醇可引起

[84～86]

水杨酸乳膏处方如下：

【处方】 水杨酸　　　　　　 50g

硬脂酸甘油酯　　 70g

硬脂酸　　　　　 100g

白凡士林　　　　 120g

液状石蜡　　　　 100g

甘油　　　　　　 120g

十二烷基硫酸钠　 10g

羟苯乙酯　　　　 1g

蒸馏水　　　　　 480ml

A. 白凡士林　　　　　　　　　　 B. 甘油

C. 十二烷基硫酸钠　　　　　　　 D. 羟苯乙酯

E. 蒸馏水

84. 为油相成分，有利于角质层的水合而有润滑作用的是

85. 作为保湿剂的是

86. 作为防腐剂的是

[87～89]

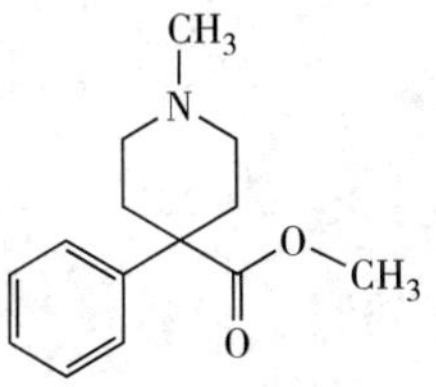

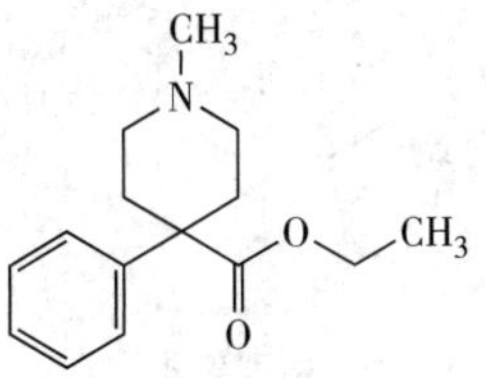

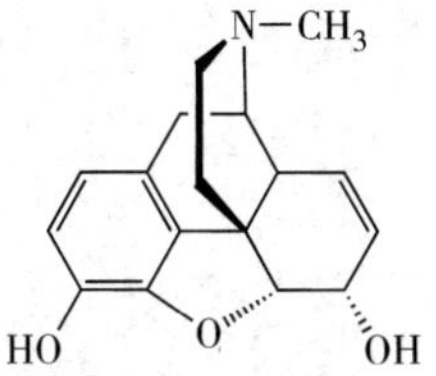

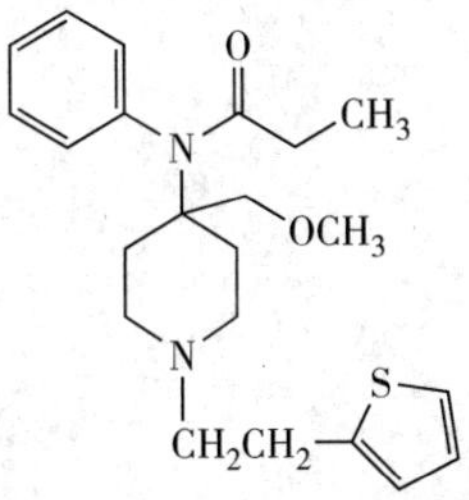

87. 来源于天然产物的镇痛药是

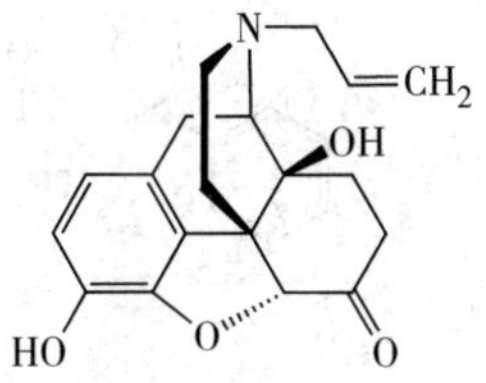

88. 经过对吗啡的结构改造而得到的阿片受体拮抗药是

89. 为芬太尼类似物，属于苯氨基哌啶类合成镇痛药的是

[90~94]

A.

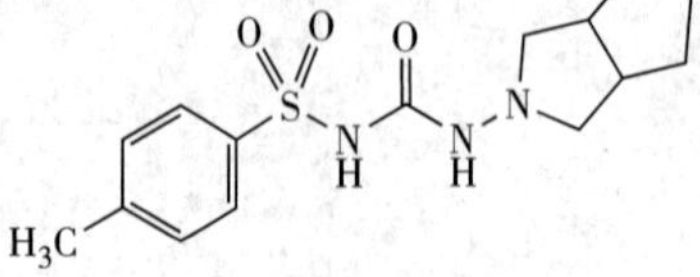

格列齐特

B.

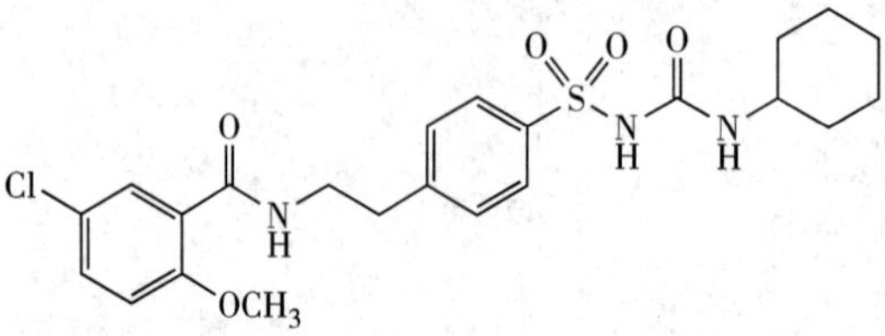

格列本脲

C.

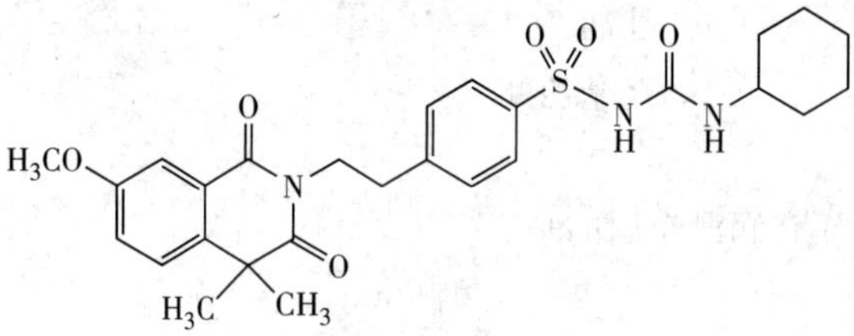

格列喹酮

D.

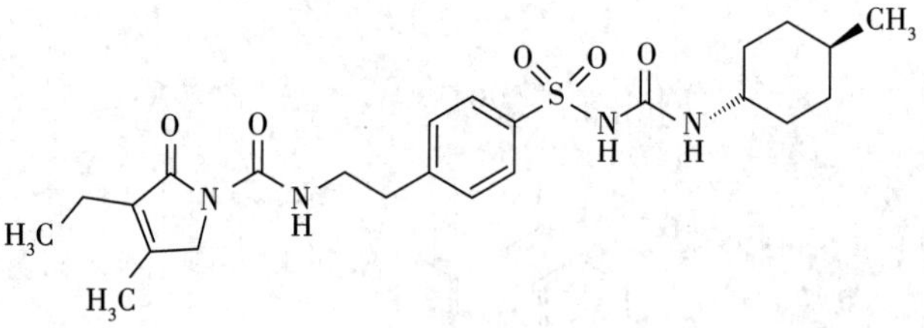

格列美脲

E.

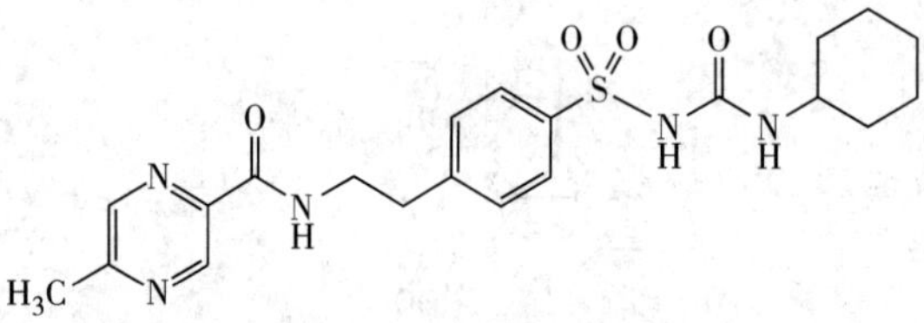

格列吡嗪

90. 具有环己烷、苯并异喹啉二酮取代基的降血糖药是

91. 具有环己烷、2–甲氧基–5–氯苯基取代基的降血糖药是

92. 具有环己烷、甲基吡嗪取代基的降血糖药是

93. 具有甲基环己烷、吡咯酮环取代基的降血糖药是

94. 具有吡咯烷并环戊烷取代基的降血糖药是

[95~96]

A. $\mathrm{MAC} = \dfrac{\mathrm{AUMC}}{\mathrm{AUC}}$

B. $C_{ss} = \dfrac{k_0}{kV}$

C. $f_{ss} = 1 - e^{-kt}$

D. $C = \dfrac{k_0}{kV}(1 - e^{-kt})$

E. $\dfrac{\mathrm{d}X_u}{\mathrm{d}t} = k_e \cdot X_0 e^{-kt}$

95. 单室模型静脉滴注给药过程中，血药浓度与时间的计算公式是

96. 单模静脉滴注给药过程中，稳态血药浓度的计算公式是

[97～100]

    A. 离子键   B. 氢键

    C. 离子 – 偶极和偶极 – 偶极相互作用   D. 电荷转移复合物

    E. 疏水性相互作用

97. 氯贝胆碱与乙酰胆碱 M 受体相结合产生激动作用

98. 美沙酮与阿片受体结合而产生镇痛作用

99. 氯喹可以插入到疟原虫的 DNA 碱基对之间

100. 多数药物分子中的烷基、苯基等非极性基团均易与作用靶点形成

三、综合分析选择题（共 10 题，每题 1 分。题目分为若干组，每组题目基于同一个临床情景、病例、实例或者案例展开。每题的备选项中，只有 1 个最符合题意）

[101～102]

    注射用两性霉素 B 脂质体适用于系统性真菌感染者；病情呈进行性发展或其他抗真菌药治疗无效者，如败血症、心内膜炎、脑膜炎（隐球菌及其他真菌）、腹腔感染等患者，其处方如下：

【处方】	
两性毒素 B	50mg
氢化大豆卵磷脂（HSPC）	213mg
胆固醇（Chol）	52mg
二硬脂酰磷脂酰甘油（DSPG）	84mg
α – 维生素 E	640mg
蔗糖	1000mg
六水琥珀酸二钠	30mg

101. 有关两性霉素 B 脂质体的叙述错误的是

    A. 两性霉素 B 脂质体属于被动靶向制剂

    B. 两性霉素 B 脂质体属于长循环脂质体

    C. 脂质体减少了两性霉素 B 肾排泄和代谢，延长了药效

    D. 降低药物毒性

    E. 能增加与肿瘤细胞的亲和力

102. 二硬脂酰磷脂酰甘油在两性霉素 B 脂质体中的作用是

    A. 骨架材料   B. 稳定剂

    C. 抗氧剂   D. pH 调节剂

    E. 分散剂

[103～105]

    β – 内酰胺类抗生素与黏肽转肽酶发生共价键结合，抑制该酶的活性，不能催化糖肽链的交联反应，使细菌无法合成细胞壁。依据与 β – 内酰胺环稠合环的结构不同，可将 β – 内酰胺

的抗生素分成青霉素类、头孢菌素类和单环 β - 内酰胺类。

$$\text{RCOHN} \underset{6}{\overset{H\ H}{}} \overset{5}{\underset{7}{}} \overset{S}{\underset{N}{}} \overset{4}{\underset{2}{}} \overset{3}{} \text{COOH}$$

103. 青霉素类药物的母核结构中有 3 个手性碳原子，其立体构型为

    A. 2R,5S,6R B. 2S,5R,6R

    C. 2S,5S,6R D. 3R,5S,6R

    E. 3S,5R,6R

104. 氨苄西林和阿莫西林等广谱青霉素产生对革兰阴性菌活性的重要基团是

    A. 青霉素 N 侧链含有的氨基   B. 3 - 苯基 -5 - 甲基异噁唑结构侧链

    C. 苯氧乙酰氨基   D. 6 位侧链引入吸电子的叠氮基团

    E. 6 位侧链上引入二甲氧基苯

105. 对铜绿假单胞菌、变形杆菌、肺炎杆菌等作用强的是

    A. 头孢氨苄   B. 头孢唑林

    C. 哌拉西林   D. 头孢拉定

    E. 克拉维酸钾

[106 ~ 108]

    患者，女，71 岁，患高血压 20 余年，阵发性胸痛 2 个月，加重 2 天。2 天前无明显诱因出现左侧季肋区疼痛，每次疼痛持续几分钟至十几分钟不等，自服硝酸甘油、丹参滴丸等药物无效。临床诊断：冠状动脉粥样硬化性心脏病、不稳定型心绞痛。

106. 硝酸酯类药物连续用药后会出现耐受性。耐受性的发生可能与"硝酸酯受体"中的巯基被耗竭有关，给予硫化物还原剂能迅速反转这一耐受现象。可以建议患者使用的是

    A. 对乙酰氨基酚   B. 美司钠

    C. 1,4 - 二巯基 -2,3 - 丁二醇   D. 亚叶酸钙

    E. 维生素 C

107. 复方丹参滴丸处方如下，液体石蜡的作用为

【处方】	丹参	450g
	三七	141g
	冰片	8g
	PEG 6000	适量
	液体石蜡	适量

    A. 主药   B. 溶剂

    C. 抑菌剂   D. 填充剂

    E. 冷凝剂

108. 该患者的不稳定型心绞痛可以使用的糖蛋白 GP Ⅱ b/Ⅲ a 受体拮抗药是

    A. 氨氯地平   B. 替罗非班

    C. 卡托普利   D. 氯沙坦

    E. 吲哚美辛

[109～110]

患者，男，75 岁，慢性肾功能不全，表现为少尿、无尿、氮质血症，近期合并细菌感染，需要使用头孢唑林进行治疗。

109. 对于这位患者，头孢唑林的药动学参数描述正确的是

    A. $t_{1/2}$ 缩短
        B. $t_{1/2}$ 延长

    C. $t_{1/2}$ 不变
        D. Cl 增加

    E. Cl 不变

110. 对于这位患者的抗菌治疗，下列描述正确的是

    A. 不改变给药剂量
        B. 增加给药剂量

    C. 降低给药剂量
        D. 缩短给药间隔

    E. 不改变给药间隔

四、多项选择题（共 10 题，每题 1 分。每题的备选项中，有 2 个或者 2 个以上符合题意，错选、少选均不得分）

111. 与碳酸钙、氧化镁等制剂同服可形成络合物，影响其吸收的药物有

    A. 卡那霉素
        B. 左氧氟沙星

    C. 红霉素
        D. 美他环素

    E. 多西环素

112. 有关于弱酸性和弱碱性药物吸收特点说法正确的是

    A. 弱酸性药物如水杨酸和巴比妥类药物在酸性的胃液中几乎不解离，呈分子型，不易在胃中吸收

    B. 弱碱性药物如奎宁、麻黄碱、氨苯砜、地西泮在胃中几乎全部呈解离形式，很难吸收而在肠道中，由于 pH 值比较高，容易被吸收

    C. 碱性极弱的咖啡因和茶碱，在酸性介质中解离也很少，在胃中不易被吸收

    D. 强碱性药物如胍乙啶在整个胃肠道中多是离子化的，以及完全离子化的季铵盐类和磺酸类药物，消化道吸收很差

    E. 弱酸性药物在胃液中有较好的吸收；弱碱类药物在胃液中吸收差。药物在小肠中的吸收情况与胃相反，碱性药物吸收较好，酸性药物吸收较差

113. 关于黏膜给药制剂的特点，叙述正确的是

    A. 给药方式便捷

    B. 有效避免药物的首关效应，提高药物生物利用度

    C. 实现局部定位给药，发挥局部或全身治疗作用

    D. 减少药物给药剂量，降低药物不良反应

    E. 能够补充营养、热量和水分

114. 下列药物之间的相互作用属于相加作用的有

    A. 磺胺甲噁唑 + 甲氧苄啶
        B. 阿替洛尔 + 氢氯噻嗪

    C. 普鲁卡因 + 肾上腺素
        D. 阿司匹林 + 对乙酰氨基酚

    E. 庆大霉素 + 链霉素

115. 属于药物在体内发生第 I 相生物转化反应的有
    A. 吗啡代谢生成 6 - O - 葡萄醛酸结合物
    B. 地西泮在羰基的 α - 碳原子经代谢羟基化后生成替马西泮
    C. 甲苯磺丁脲的甲基代谢生成羧基
    D. 对氨基水杨酸乙酰化生成对乙酰氨基水杨酸
    E. 氯霉素的二氯乙酰基侧链代谢氧化成酰氯基

116. 需用无菌检查法检查的吸入制剂有
    A. 吸入气雾剂
    B. 吸入喷雾剂
    C. 吸入用溶液
    D. 吸入粉雾剂
    E. 吸入混悬液

117. 属于注射剂安全性检查的项目有
    A. 异常毒性
    B. 细菌内毒素
    C. 降压物质
    D. 过敏反应
    E. 溶血

118. 胶囊剂具有的特点是
    A. 能掩盖药物不良嗅味、提高稳定性
    B. 药物的生物利用度较高
    C. 起效迅速
    D. 含油量高的药物或液态药物难以制成丸剂、片剂等，但可制成软胶囊剂
    E. 可实现药物的定位释放

119. 关于美洛培南的描述正确的是

    A. 为 4 位上带有甲基的广谱碳青霉烯类抗生素
    B. 对肾脱氢肽酶不稳定，使用时需药并用肾脱氢肽酶抑制药西司他丁
    C. 对许多需氧菌和厌氧菌有很强的杀菌作用，但是其作用不如三代头孢菌素类
    D. 具有血药浓度高，组织分布广等药代动力学特性
    E. 结构稳定，其溶液于 37℃ 和 4℃ 下放置 2 天，抗菌活性也不下降

120. 静脉注射用脂肪乳剂常用的乳化剂有
    A. 卵磷脂
    B. 豆磷脂
    C. 吐温 80
    D. Pluronic F - 68
    E. 司盘 80

预测试卷（四）

（考试时间 150 分钟）

题型	最佳选择题	配伍选择题	综合分析选择题	多项选择题	总分
题分	40	60	10	10	120
得分					

一、最佳选择题（共 **40** 题，每题 **1** 分，每题的备选项中，只有 **1** 个最符合题意）

1. 一般来说，起效速度最快的给药途径是
   A. 静脉注射　　　　　　　　　B. 口服给药
   C. 皮下注射　　　　　　　　　D. 吸入给药
   E. 贴皮给药

2. 下列哪个药物属于开环核苷类阿昔洛韦的前药
   A. 泛昔洛韦　　　　　　　　　B. 伐昔洛韦
   C. 更昔洛韦　　　　　　　　　D. 奥司他韦
   E. 金刚烷胺

3. 关于口服片剂的临床应用与注意事项，错误的是
   A. 肠溶衣片、双层糖衣片可减少胃肠道刺激及胃酸和蛋白酶的破坏，因此需整片服用
   B. 膜控型、定位型控释片和刻痕片和分散片可掰分使用
   C. 所有的缓控释制剂一般均要求患者不要压碎或咀嚼，以免破坏剂型的原本调释作用
   D. 咀嚼片嚼服有利于更快的发挥药效，提高药物生物利用度
   E. 咀嚼片、泡腾片要求水溶后或嚼碎后服用，比整片吞服起效快

4. 药物制剂稳定性变化可分为物理性、化学性和生物性三大类，下列稳定性变化中属于生物性变化的是
   A. 氧化变色　　　　　　　　　B. 水解沉淀
   C. 沉降分层　　　　　　　　　D. 降解变色
   E. 酶解霉败

5. 长期使用肾上腺皮质激素停药后的肾上腺皮质功能低下现象反应称为
   A. 继发性反应　　　　　　　　B. 后遗效应
   C. 毒性作用　　　　　　　　　D. 首剂效应
   E. 副作用

6. 下列关于口腔黏膜吸收叙述正确的是
   A. 颊黏膜表面积较小
   B. 颊黏膜和舌下黏膜上皮均未角质化，血流量较大有利于药物全身吸收
   C. 颊黏膜对药物渗透能力比舌下黏膜强

D. 舌下给药不受唾液冲洗作用影响

E. 颊黏膜受口腔中唾液冲洗作用影响大

7. 利培酮的半衰期大约为 3 小时，但用法为一日 2 次。其原因被认为是利培酮的代谢产物也具有相同的生物活性。利培酮的活性代谢产物是

A. 齐拉西酮   B. 洛沙平

C. 阿莫沙平   D. 帕利哌酮

E. 帕罗西汀

8. 依沙吖啶 1% 注射液用于中期引产，0.1% ~ 0.2% 溶液局部涂敷有杀菌作用，体现了剂型的何种重要性

A. 可调节药物的作用速度

B. 可降低（或消除）药物的不良反应

C. 可产生靶向作用

D. 可提高药物的稳定性

E. 可改变药物的作用性质

9. 关于单室模型单剂量血管外给药的错误表述是

A. $C-t$ 公式为双指数方程

B. 达峰时间与给药剂量 X_0 成正比

C. 峰浓度与给药剂量 X_0 成正比

D. 药－时曲线下面积与给药剂量 X_0 成正比

E. 由残数法可求药物的吸收速度常数 k_a

10. 关于两性离子型表面活性剂，错误的是

A. 卵磷脂是制备注射用乳剂及脂质体的主要辅料

B. 两性离子型表面活性剂分子结构中含有酸性和碱性离子

C. 卵磷脂外观为透明或半透明黄褐色油脂状物质

D. 卵磷脂属于天然的两性离子型表面活性剂

E. 氨基酸型和甜菜碱型两性离子表面活性剂是人工合成表面活性剂

11. 乳膏剂中的附加剂不包括

A. 保湿剂   B. 抗氧剂

C. 透皮促进剂   D. 增稠剂

E. 等渗调节剂

12. 许多盐酸盐药物在 0.9% 氯化钠溶液中的溶解度比在水中低是由于

A. 药物分子结构与溶剂   B. 温度

C. 药物的晶型   D. 同离子效应

E. 粒子大小

13. 高效液相色谱法中，主要用于组分鉴别定性的是

A. 保留时间   B. 内标法

C. 外标法   D. 加校正因子的主成分自身对照法

E. 不加校正因子的主成分自身对照法

14. 普鲁卡因和琥珀胆碱联用时，会加重呼吸肌抑制的不良反应，其可能的原因是

 A. 普鲁卡因竞争胆碱酯酶，影响琥珀胆碱代谢，导致琥珀胆碱血药浓度增高

 B. 个体遗传性血浆胆碱酯酶活性低下

 C. 琥珀胆碱与普鲁卡因发生药物相互作用，激活胆碱酯酶的活性，加快琥珀胆碱代谢

 D. 普鲁卡因抑制肝药酶活性，进而影响了琥珀胆碱的代谢，导致琥珀胆碱血药浓度增高

 E. 琥珀胆碱影响尿液酸碱性，促进普鲁卡因在肾小管的重吸收，导致普鲁卡因血药浓度增高

15. 苯巴比妥诱导肝微粒体酶活性，使避孕药代谢加速，效应降低，使避孕失败。该相互作用属于

 A. 药理性拮抗   C. 生化性拮抗

 B. 生理性拮抗   D. 化学性拮抗

 E. 病理性拮抗

16. 化学结构如下的药物，主要临床用途为

 A. 治疗艾滋病，为抗逆转录酶药   B. 治疗上呼吸道病毒感染

 C. 治疗疱疹病毒性角膜炎   D. 治疗深部真菌感染

 E. 治疗滴虫性阴道炎

17. 关于质子泵抑制剂类抗溃疡药构效关系的说法，错误的是

 A. 在碱性环境下不稳定，可发生解离

 B. 有苯并咪唑结构，是抗溃疡活性的必需基团

 C. 有吡啶结构，吡啶环也可用碱性基团取代的苯环替换

 D. 有亚砜基团，是药物的手性中心，产生对映异构体

 E. 抑制质子泵减少胃酸分泌

18. 患者女，60岁，因哮喘服用氨茶碱缓释制剂。近日，因胃溃疡服用西咪替丁，三日后出现心律失常、心悸、恶心等症状。将西咪替丁换成法莫替丁后，上述症状消失。引起该患者心律失常及心悸等症状的主要原因是

 A. 西咪替丁与氨茶碱竞争血浆蛋白

 B. 西咪替丁抑制氨茶碱的肾小管分泌

 C. 西咪替丁促进氨茶碱的吸收

 D. 西咪替丁抑制肝药酶，减慢氨茶碱的代谢

 E. 西咪替丁增强组织对氨茶碱的敏感性

19. 一个原子的原子核对另一个原子外层电子的吸引产生的相互作用是

 A. 范德华力   B. 离子键

C. 氢键

D. 共价键

E. 偶极 - 偶极作用

20. 结构上具有噻唑烷二酮的结构，属于苯丙酸衍生物的降血糖药物是

A.

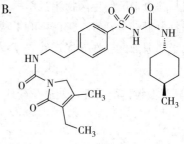

米格列奈

B.

格列美脲

C.

瑞格列奈

D.

那格列奈

E.

盐酸吡格列酮

21. 某制剂处方如下，该制剂属于

【处方】磷酸可待因	2g
盐酸异丙嗪	1.25g
pH 调节剂	24g
维生素 C	0.125g
焦亚硫酸钠	1g
防腐剂	2.5g
蔗糖	650g
乙醇	70ml
水加至 1000ml	

A. 乳剂

B. 低分子溶液剂

C. 高分子溶液剂

D. 溶胶剂

E. 混悬剂

22. 关于冻干制剂常见问题及产生原因，描述错误的是

A. 装入液层过厚、真空度不够会导致含水量偏高

B. 干燥时供热不足、干燥时间不够、冷凝器温度偏高等均可出现含水量偏高

C. 预冻温度过高或时间太短、产品冻结不实、升华供热过快、局部过热等导致喷瓶

D. 冻干过程首先形成的外壳结构较致密，水蒸气很难升华出去，致使部分药品潮解，引起外观不饱满和体积收缩

E. 一般黏度较小的样品更易出现产品外观不饱满或萎缩

23. 黄体酮混悬型长效注射剂给药途径是

    A. 皮内注射   B. 皮下注射

    C. 静脉注射   D. 动脉注射

    E. 椎管内注射

24. 下列药物与受体之间的结合方式中，不可逆的是

    A. 范德华力   B. 偶极－偶极相互作用

    C. 疏水键   D. 氢键

    E. 共价键

25. 抗肿瘤药多柔比星对心脏产生毒性的途径属于

    A. 干扰离子通道和钙稳态   B. 改变冠脉血流和心肌能量代谢

    C. 氧化应激   D. 影响心肌细胞的细胞器功能

    E. 心肌细胞凋亡与坏死

26. 苯唑西林的生物半衰期 $t_{1/2} = 0.5h$，其 30% 原型药物经肾排泄，且肾排泄的主要机制是肾小球滤过和肾小管分泌，其余大部分经肝代谢消除，对于肝肾功能正常的病人，该药物的肝清除速率常数是

    A. $4.62h^{-1}$ B. $0.97h^{-1}$

    C. $1.98h^{-1}$ D. $139h^{-1}$

    E. $0.42h^{-1}$

27. 关于外用制剂临床适应证的说法，错误的是

    A. 冻疮软膏适用于中度破溃的手足皲裂的治疗

    B. 水杨酸乳膏忌用于糜烂或继发性感染部位的治疗

    C. 氧化锌糊剂适用于有少量渗出液的亚急性皮炎、湿疹的治疗

    D. 吲哚美辛软膏适用于风湿性关节炎、类风湿关节炎的治疗

    E. 地塞米松涂剂适用于神经性皮炎、慢性湿疹、扁平苔藓的治疗

28. 罗替戈汀长效混悬型注射剂处方如下：

    【处方】罗替戈汀   10g

            吐温 20   7.5g

            PEG4000   60g

            磷酸二氢钠   0.4g

            甘露醇   2g

            柠檬酸   1g

            注射用水加至 1000ml

该处方中，作为助悬剂的是

A. 吐温 20
B. PEG4000
C. 磷酸二氢钠
D. 甘露醇
E. 柠檬酸

29. 高分子溶液剂系指高分子化合物以单分子形式分散于分散介质中形成的均相体，不属于高分子溶液剂特点的是

A. 高分子的聚结特性
B. 陈化现象
C. 双电层结构
D. 胶凝性
E. 黏度

30. 在三个给药剂量下，甲、乙两种药物的半衰期数据如下表所示。下列说法正确的是

剂量（mg）	药物甲的 $t_{1/2}$（h）	药物乙的 $t_{1/2}$（h）
20	11.21	3.61
40	16.42	3.42
50	18.93	3.49

A. 药物甲的消除过程为一级过程
B. 药物甲以非线性药代动力学过程消除
C. 药物乙以零级动力学过程消除
D. 两种药物均以零级动力学过程消除
E. 两种药物的消除过程均为一级过程

31. 布洛芬 S – 异构体的活性比 R – 异构体强 28 倍，但布洛芬通常以外消旋体上市，其原因是

A. 布洛芬 R – 异构体的毒性较小
B. 布洛芬 R – 异构体在体内会转化为 S – 异构体
C. 布洛芬 S – 异构体化学性质不稳定
D. 布洛芬 S – 异构体与 R – 异构体在体内可产生协同性和互补性作用
E. 布洛芬 S – 异构体在体内比 R – 异构体易被同工酶 CYP3A4 羟基化失活，体内清除率大

32. 属于纳米分散体系的 MDDS 是

A. 微囊
B. 微球
C. 聚合物胶束
D. 亚微乳
E. 混悬液

33. 下列属于质反应的是

A. 转氨酶水平升高或降低
B. 白细胞数量增多或减少
C. 体温升高或降低
D. 存活与死亡
E. 惊厥潜伏期延长或缩短

34. 将炔雌三醇的 3 位羟基醚化，提高了 A 环的代谢稳定性，得到的是

A. 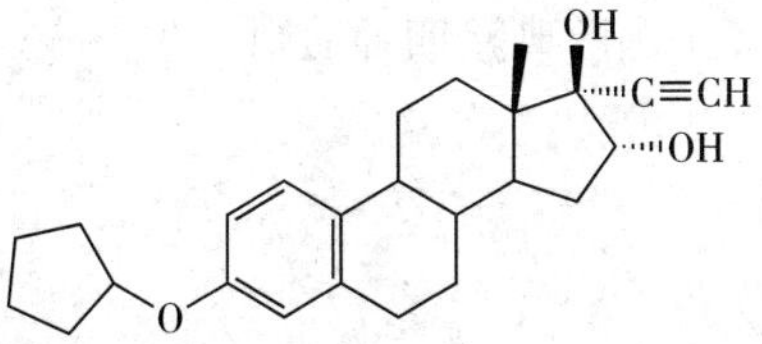 尼尔雌醇

B. 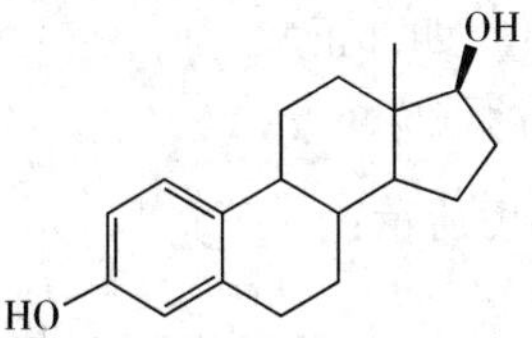 雌二醇

C. 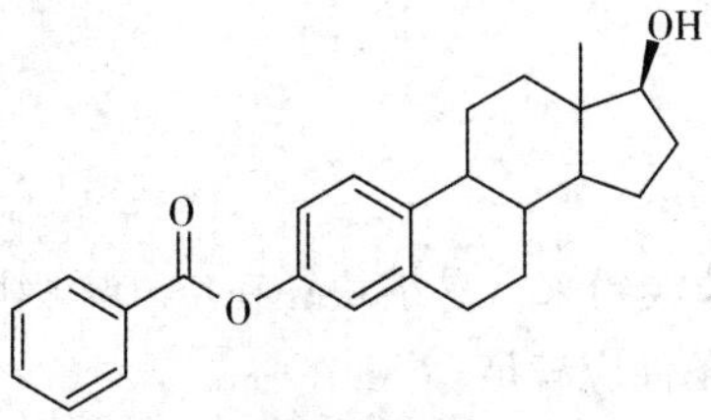 苯甲酸雌二醇

D. 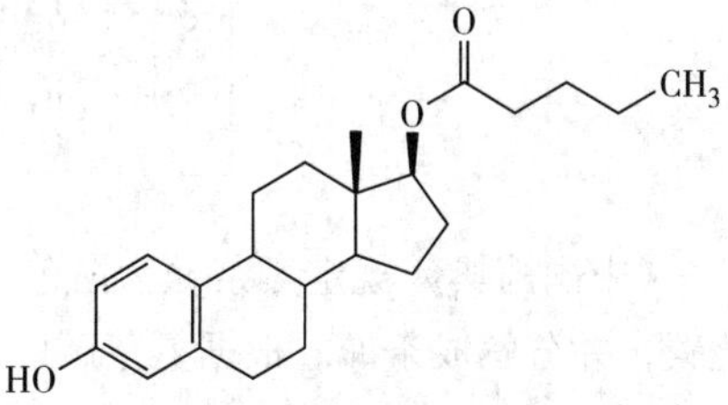 戊酸雌二醇

E. 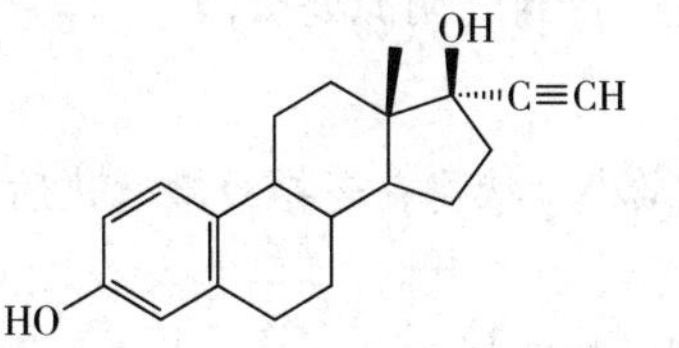 炔雌醇

35. 5%硫喷妥钠 10ml 加入含乳酸盐的葡萄糖注射液会析出沉淀，属于何种注射剂配伍变化的原因

    A. 混合顺序　　　　　　　　　　　　　B. 分散状态或粒径变化

    C. 发生爆炸　　　　　　　　　　　　　D. 产气

    E. 缓冲容量

36. 有关顺铂的叙述，错误的是

    A. 抑制 DNA 复制　　　　　　　　　　B. 易溶于水，注射给药

    C. 属于金属铂配合物　　　　　　　　　D. 药用顺式异构体

    E. 有严重肾毒性

37. 具有下列结构的药物是

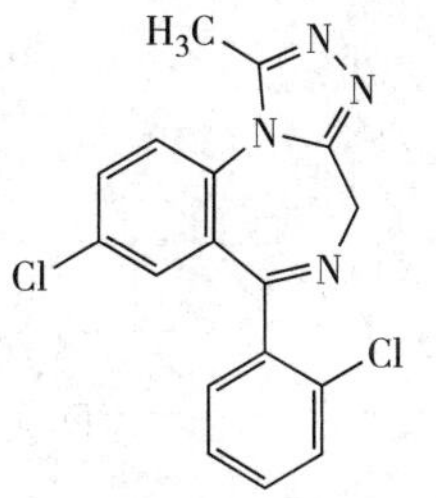

    A. 三唑仑　　　　　　　　　　　　　　B. 氯硝西泮

    C. 奥沙西泮　　　　　　　　　　　　　D. 咪达唑仑

    E. 唑吡坦

38. 在工作中欲了解化学药物制剂各剂型的基本要求和常规检查的有关内容，需查阅的是

    A.《中国药典》二部凡例　　　　　　　B.《中国药典》二部正文

C. 《中国药典》四部正文　　　　　　　D. 《中国药典》四部通则

E. 《临床用药须知》

39. 氨茶碱结构如图所示：

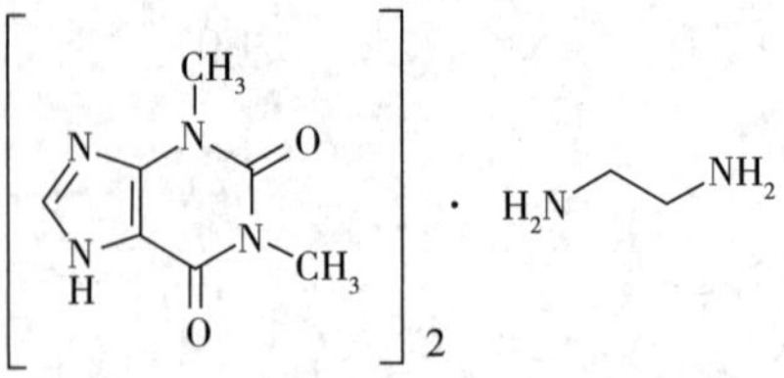

　　《中国药典》规定氨茶碱为白色至微黄色的颗粒或粉末，易结块；在空气中吸收二氧化碳，并分解成茶碱。根据氨茶碱的性状，其贮存条件应满足

A. 遮光，密闭，常温保存　　　　　　　B. 遮光，密封，常温保存

C. 遮光，密闭，阴凉处保存　　　　　　D. 遮光，严封，阴凉处保存

E. 遮光，熔封，冷处保存

40. 微囊是将固态或液态药物包裹在高分子材料中形成的微小囊状物，药物经微囊化后不具备的特点是

A. 提高药物的稳定性　　　　　　　　　B. 控制药物的释放

C. 促进药物的吸收　　　　　　　　　　D. 掩盖药物的不良味道

E. 使药物浓集于靶区

二、配伍选择题（共 60 题，每题 1 分，题目分为若干组，每组题目对应同一组备选项，备选项可重复使用，也可不选用。每题只有 1 个备选项最符合题意）

[41 ~ 43]

A. 氯丙嗪

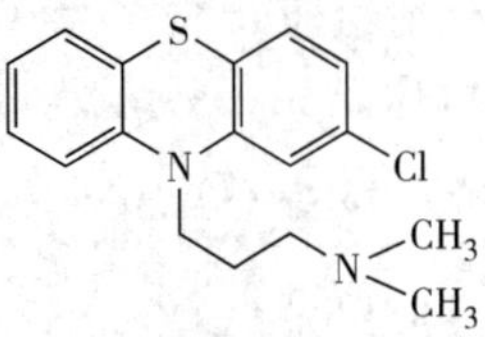

B. 地西泮

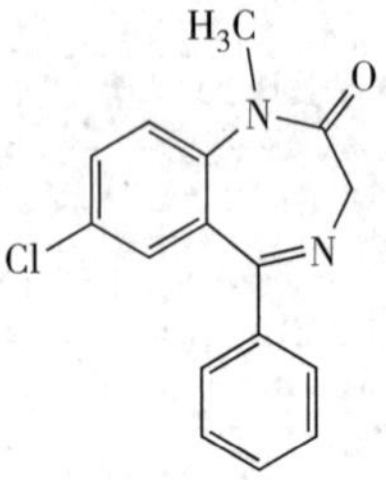

C. 阿托伐他汀

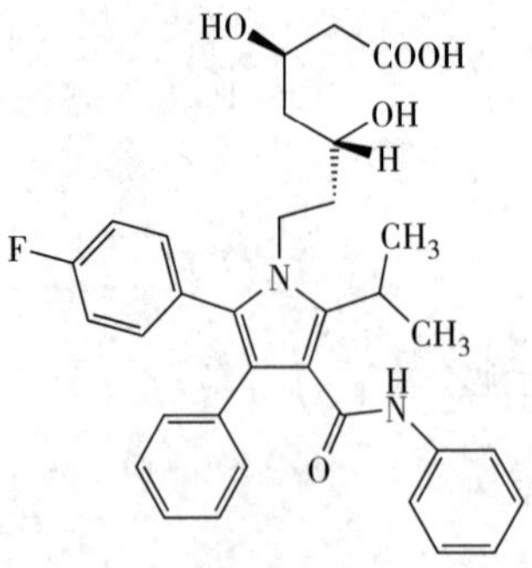

D. 萘普生

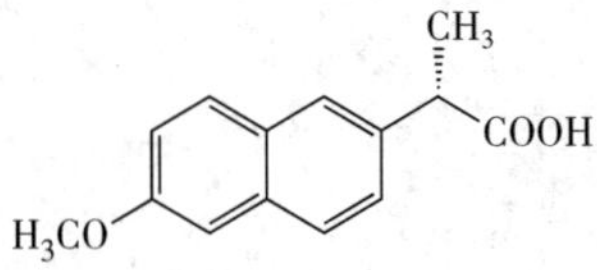

E.

环丙沙星

41. 化学名为 1 - 环丙基 - 6 - 氟 - 1,4 - 二氢 - 4 - 氧代 - 7 - (1 - 哌嗪基) - 3 - 喹啉羧酸的药物是

42. 化学名为 1 - 甲基 - 5 - 苯基 - 7 - 氯 - 1,3 - 二氢 - 2H - 1,4 - 苯并二氮杂草 - 2 - 酮的药物是

43. 化学名为 (+) - α - 甲基 - 6 - 甲氧基 - 2 - 萘乙酸的药物是

[44 ~ 46]

    A. 聚甲基丙烯酸酯   B. 巴西棕榈蜡

    C. 微晶纤维素   D. 甲基纤维素

    E. 硬脂酸镁

44. 属于口服片剂中的释放调节剂不溶性骨架材料的是

45. 属于口服片剂中的释放调节剂亲水性凝胶骨架材料的是

46. 属于口服片剂中的释放调节剂生物溶蚀性骨架材料的是

[47 ~ 48]

    A. 去甲肾上腺素   B. 华法林

    C. 阿司匹林   D. 异丙肾上腺素

    E. 甲苯磺丁脲

47. 可竞争血浆蛋白结合部位，增加甲氨蝶呤肝脏毒性的药物是

48. 可减少利多卡因肝脏中分布量，减少其代谢，增加其血中浓度的药物是

[49 ~ 51]

    A. 格鲁辛胰岛素   B. 门冬胰岛素

    C. 赖脯胰岛素   D. 普通胰岛素

    E. 甘精胰岛素

49. 将人胰岛素 B3 位的谷氨酰胺用赖氨酸取代，B26 的赖氨酸用谷氨酸取代，得到的速效胰岛素是

50. 将人胰岛素 B28 脯氨酸用门冬氨酸取代，得到的速效胰岛素是

51. 将人胰岛素 A21 门冬酰氨用甘氨酸取代，B30 的苏氨酸后加两个精氨酸，得到的长效胰岛素是

[52 ~ 53]

    A. 饱和性   B. 特异性

    C. 可逆性   D. 灵敏性

    E. 多样性

52. 只需很低浓度的配体就能与受体结合而产生显著的效应反映的是

53. 同一受体可广泛分布于不同组织或同一组织不同区域，受体密度不同反映的是

[54 ~ 56]

    A. 血浆蛋白结合率　　　　　　　　B. 血 - 脑屏障

    C. 肠 - 肝循环　　　　　　　　　　D. 淋巴循环

    E. 胎盘屏障

54. 决定药物游离型和结合型浓度的比例，既可能影响药物体内分布也能影响药物代谢和排泄的因素是

55. 影响脂肪、蛋白质等大分子物质转运，药物避免肝脏首过效应而影响药物分布的因素是

56. 减慢药物体内排泄，延长药物半衰期，会让药物在血药浓度 - 时间曲线上产生双峰现象的因素是

[57 ~ 58]

    A. 对乙酰氨基酚　　　　　　　　　B. 舒林酸

    C. 赖诺普利　　　　　　　　　　　D. 缬沙坦

    E. 氢氯噻嗪

57. 分子中含有酸性的四氮唑基团，可与氨氯地平组成复方用于治疗原发性高血压的药物是

58. 在体内代谢过程中，少部分可由细胞色素 P450 氧化酶系统代谢为具有肝毒性乙酰亚胺醌代谢物的药物是

[59 ~ 60]

A. 舒巴坦　　　B. 美罗培南　　　C. 氨曲南　　　D. 头孢曲松　　　E. 克拉维酸

59. 属于氧青霉烷类的 β - 内酰胺酶不可逆抑制剂是

60. 属于青霉烷砜类的 β - 内酰胺酶不可逆抑制剂是

[61 ~ 62]

    A. 普萘洛尔　　　　　　　　　　　B. 双氯芬酸

    C. 纳多洛尔　　　　　　　　　　　D. 特非那定

    E. 酮洛芬

61. 具有高溶解度、高渗透性的两亲性分子药物，体内吸收取决于溶出度的是

62. 具有低溶解度、高渗透性的亲脂性分子药物，体内吸收取决于溶解度的是

[63~64]

    A. 皮下注射   B. 直肠给药

    C. 皮内注射   D. 皮肤给药

    E. 口服给药

63. 血管稀且小，吸收差，只用于诊断与过敏试验，注射量在 0.2ml 以内的给药途径是

64. 胰岛素治疗糖尿病，可延长作用时间的给药途径是

[65~68]

    A. 洗剂   B. 搽剂

    C. 贴剂   D. 冲洗剂

    E. 涂剂

65. 用于冲洗开放性伤口或腔体的无菌溶液是

66. 含原料药物的水性或油性溶液，供临用前用消毒纱布或棉球等柔软物料蘸取涂于皮肤或口腔与喉部黏膜的液体制剂是

67. 含原料药物的溶液，供清洗、涂抹无损或腔道用的液体制剂是

68. 原料药物用乙醇等适宜溶剂制成溶液，供无损皮肤揉擦使用的液体制剂是

[69~72]

    A. 氧氟沙星   B. 莫西沙星

    C. 洛美沙星   D. 诺氟沙星

    E. 加替沙星

69. 8 位有甲氧基取代，7 位有 3 - 甲基哌嗪取代的是

70. 将喹诺酮 1 位和 8 位成环得到含有手性吗啉环的药物，药用左旋体的是

71. 6 位和 8 位同时引入二个氟原子的是

72. 8 位有甲氧基取代，7 位的二氮杂环取代能阻止活性流出的是

[73~74]

    A. 膜动转运   B. 简单扩散

    C. 主动转运   D. 滤过

    E. 易化扩散

73. 蛋白质和多肽的吸收具有一定的部位特异性，其主要吸收方式是

74. 细胞外的 K^+ 及细胞内的 Na^+ 可通过 Na^+, K^+ - ATP 酶逆浓度差跨膜转运，这种过程称为

[75~76]

    A. 3 分钟   B. 5 分钟

    C. 15 分钟   D. 30 分钟

    E. 60 分钟

75. 薄膜衣片的崩解时限是

76. 可溶片的崩解时限是

[77～78]

    A. 注射用水　　　　　　　　　　B. 矿物质水

    C. 饮用水　　　　　　　　　　　D. 灭菌注射用水

    E. 纯化水

77. 在制剂制备中，常用作注射剂和滴眼剂溶剂的是

78. 在临床使用中，用作注射用无菌粉末溶剂的是

[79～80]

    A. 作用增强　　　　　　　　　　B. 作用减弱

    C. $t_{1/2}$ 延长，作用增强　　　　　D. $t_{1/2}$ 缩短，作用减弱

    E. 游离药物浓度下降

79. 肝功能不全时，使用经肝脏代谢活化的药物（如可的松），可出现

80. 营养不良时，患者血浆蛋白含量减少，使用蛋白结合率高的药物，可出现

[81～82]

    A. 高温可以破坏　　　　　　　　B. 能溶于水中

    C. 不挥发性　　　　　　　　　　D. 易被吸附

    E. 能被强氧化剂氧化

    下列处理和操作利用了热原的什么性质

81. 蒸馏法制备注射用水

82. 用活性炭处理

[83～84]

    A. 含量占标示量的百分率　　　　B. 效价单位

    C. 体积百分数　　　　　　　　　D. 重量百分数

    E. 质量百分数

83. 青霉素钠原料药按干燥品计算不得少于96.0%，使用的指标为

84. 硫酸庆大霉素规定按无水物计算，每1mg的效价不得少于590庆大霉素单位，使用的指标为

[85～87]

    硝酸甘油舌下片

    【处方】硝酸甘油　　　　　　　0.3g

           微晶纤维素　　　　　21g

           乳糖　　　　　　　　5.25g

           聚维酮　　　　　　　0.3g

           硬脂酸镁　　　　　　0.15g

           含水乙醇　　　　　　适量

           共制1000片

    A. 崩解剂　　　　　　　　　　　B. 稀释剂

    C. 溶剂　　　　　　　　　　　　D. 稳定剂

    E. 黏合剂

85. 处方中的聚维酮作为

86. 处方中的乙醇作为

87. 处方中的微晶纤维素作为

[88～90]

 A. 依地酸二钠

 B. 溶菌酶、透明质酸酶

 C. 四氟乙烷（HFA－134a）

 D. 硫柳汞、对羟基苯甲酸酯的混合物

 E. 聚山梨酯80

88. 耳用制剂的常用抗氧剂是

89. 耳用制剂的常用抑菌剂是

90. 耳用制剂的常用药物分散剂的是

[91～94]

 A. 一定温度（如：5℃±3℃或25℃±2℃）放置适当时间进行试验

 B. 温度40℃±2℃、相对湿度75%±5%

 C. 温度40℃±2℃、相对湿度25%±5%

 D. 温度25℃±2℃、相对湿度60%±5%

 E. 温度30℃±2℃、相对湿度65%±5%

91. 温度特别敏感的药物制剂的稳定性加速试验的实验条件为

92. 拟冷冻贮藏的药物制剂的稳定性加速试验的实验条件为

93. 乳剂、混悬剂、软膏剂、乳膏剂、糊剂、凝胶剂、眼膏剂、栓剂、气雾剂、泡腾片及泡腾
颗粒的稳定性加速试验的实验条件为

94. 包装在半透性容器中的药物制剂的稳定性加速试验的实验条件为

[95～97]

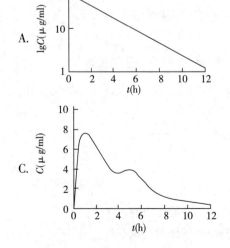
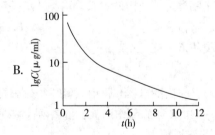
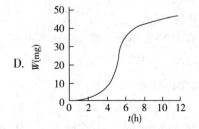

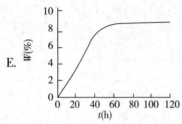

E.

95. 符合普通片剂溶出规律的溶出曲线表现为

96. 具有双室模型特征的某药物静脉注射给药，其 $\lg C - t$ 曲线表现为

97. 具有肠–肝循环特征的某药物血管外给药，其血药浓度–时间曲线表现为

[98~100]

    A. 变态反应   B. 继发反应

    C. 特异质反应   D. 副作用

    E. 毒性反应

98. 长期应用广谱抗菌药导致的"二重感染"属于

99. 少数病人用药后发生与遗传因素相关（但与药物本身药理作用无关）的有害反应属于

100. 用药剂量过大或体内蓄积过多时发生的危害机体的反应属于

三、综合分析选择题（共 10 题，每题 1 分。题目分为若干组，每组题目基于同一个临床情景、病例、实例或者案例展开。每题的备选项中，只有 1 个最符合题意）

[101~104]

洛美沙星结构如下

101. 根据喹诺酮类抗菌药构效关系，洛美沙星关键药效基团是

    A. 1–乙基,3–羧基   B. 3–羧基,4–羰基

    C. 3–羧基,6–氟   D. 6–氟,7–甲基哌嗪

    E. 6,8–二氟

102. 洛美沙星是喹诺酮母核 8 位引入氟，构效分析，8 位引入氟后，使洛美沙星

    A. 与靶点 DNA 回旋酶作用强，抗菌活性减弱

    B. 药物光毒性减少

    C. 口服利用度增加

    D. 消除半衰期 3~4 小时，需一日多次给药

    E. 水溶性增加，更易制成注射液

103. 该药物的作用机制是

    A. 抑制二氢叶酸合成酶   B. 抑制二氢叶酸还原酶

    C. 抑制 DNA 回旋酶和拓扑异构酶 IV   D. 抑制细菌细胞壁合成

    E. 抑制环氧酶

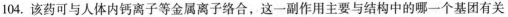

104. 该药可与人体内钙离子等金属离子络合，这一副作用主要与结构中的哪一个基团有关
    A. 喹啉环   B. 3 位羧基和 4 位羰基
    C. 5 位氨基   D. 6 位氟原子
    E. 7 位哌嗪环

[105 ~ 106]
　　某临床实验研究中心在研发镇痛新药时采用了生物等效性评价实验。

105. 关于生物等效性评价的特点，错误的是
    A. 通常采集血液样品
    B. 多数情况下检测血浆或血清中的药物或其代谢产物浓度，有时分析全血样品
    C. 应恰当地设定样品采集时间，使其包含吸收、分布、消除相
    D. 一般建议每位受试者每个试验周期采集 12 ~ 18 个样品，其中包括给药前的样品
    E. 采样时间不短于 5 个末端消除半衰期

106. 对于生物等效性评价实验，下列描述错误的是
    A. 根据药物和制剂特性确定样品采集的具体时间，要求应能准确估计药物峰浓度
      （C_{max}）和消除速率常数（k）。
    B. 末端消除相应至少采集 3 ~ 4 个样品以确保准确估算末端消除相斜率。
    C. 除可用 $AUC_{0 \to 72h}$ 来代替 $AUC_{0 \to t}$ 或 $AUC_{0 \to \infty}$ 的长半衰期药物外，$AUC_{0 \to t}$ 至少应覆盖
      $AUC_{0 \to \infty}$ 的 80%
    D. 实际给药和采样时间与计划时间可能有偏差，则采用计划时间进行药动学参数
      计算
    E. 如果受试者服用常释制剂后，在 T_{max} 中位数值两倍的时间以内发生呕吐，则该受试者
      的数据不应纳入等效性评价

[107 ~ 108]
　　水杨酸乳膏处方如下：
　　【处方】水杨酸　　　　　　50g
　　　　　　硬脂酸甘油酯　　　70g
　　　　　　硬脂酸　　　　　　100g
　　　　　　白凡士林　　　　　120g
　　　　　　液状石蜡　　　　　100g
　　　　　　甘油　　　　　　　120g
　　　　　　十二烷基硫酸钠　　10g
　　　　　　羟苯乙酯　　　　　1g
　　　　　　蒸馏水　　　　　　480ml

107. 水杨酸乳膏处方中乳化剂为
    A. 硬脂酸   B. 白凡士林
    C. 液状石蜡   D. 甘油
    E. 十二烷基硫酸钠

108. 有关水杨酸乳膏的叙述错误的是
    A. 加入凡士林有利于角质层的水合而有润滑作用

B. 加入水杨酸时，基质温度宜低以免水杨酸挥发损失

C. 应避免与铁或其他重金属器皿接触，以防水杨酸变色

D. 本品为 W/O 型乳膏剂

E. 本品用于治手足癣及体股癣，忌用于糜烂或继发性感染部位

[109 ~ 110]

HMG - CoA 还原酶抑制剂分子中都含有 3,5 - 二羟基羧酸的药效团，有时 3,5 - 二羟基羧酸的 5 - 位羟基会与羧酸形成内酯，需在体将内酯环水解后才能起效，可看作是前体药物。HMG - CoA 还原酶抑制剂会引起肌肉疼痛或横纹肌溶解的不良反应，临床使用时需监护。除发生"拜斯亭事件"的药物以外，其他上市的 HMG - CoA 还原酶抑制剂并未发生严重不良事件。综合而言，获益远大于风险。

109. 含有内酯基本结构，关键药效团 3,5 - 二羟基戊酸与其骨架六氢化萘环。临床上用于治疗高胆固醇血症和混合型高脂血症的天然的前药型 HMG - CoA 还原酶抑制剂是

A. 瑞舒伐他汀

B. 普伐他汀

C. 辛伐他汀

D. 阿托伐他汀

E. 氟伐他汀

110. 含有多取代嘧啶环基本结构，嘧啶环上引入的甲磺酰基作为氢键接受体和 HMG - CoA 还原酶形成氢键，适用于经饮食控制和其他非药物治疗仍不能适当控制血脂异常的原发性高胆固醇血症或混合型血脂异常症的是

A. 瑞舒伐他汀钙

B. 辛伐他汀

C. 普伐他汀钠

D. 阿托伐他汀钙

E. 洛伐他汀

四、多项选择题（共 10 题，每题 1 分。每题的备选项中，有 2 个或者 2 个以上符合题意，错选、少选均不得分）

111. 影响药物在血浆中浓度的因素是

A. 与血浆蛋白结合率

B. 体内分布

C. 清除率

D. 药物与受体的亲和力

E. 剂量

112. 皮肤疾病慢性期可以使用的局部治疗用皮肤给药制剂

A. 乳膏剂

B. 软膏剂

C. 酊剂

D. 粉雾剂

E. 糊剂

113. 具有 β – 内酰胺环并氢化噻唑环的药物有
    A. 阿莫西林
    B. 头孢克洛
    C. 头孢哌酮
    D. 哌拉西林
    E. 舒巴坦

114. 关于混悬剂的质量评价方法正确的是
    A. 再分散试验
    B. 微粒大小的测定
    C. 沉降容积比的测定
    D. 絮凝度测定
    E. 浊度的测定

115. 需要避光贮存的药物是
    A. 维生素 C
    B. 肾上腺素
    C. 硝普钠
    D. 硝苯地平
    E. 去甲肾上腺素

116. 在以下对乳剂的叙述中，呈现正确的是
    A. 乳剂可能呈现分层现象
    B. 乳剂属于热力学不稳定系统
    C. 乳剂可能呈现絮凝现象
    D. 乳剂不能外用
    E. 静脉乳剂具有靶向性

117. 与药效有关的药物理化性质包括
    A. 溶解度
    B. 脂水分配系数
    C. 渗透性
    D. 酸碱性
    E. 解离度和 pK_a

118. 下列属于 α、β 受体激动药的是
    A. 肾上腺素
    B. 地匹福林
    C. 多巴胺
    D. 麻黄碱
    E. 依托度酸

119. 可以提高药物脂溶性的基团有
    A. 羟基
    B. 羧酸基
    C. 烷氧基
    D. 氯原子
    E. 苯环

120. 关于糖皮质激素的说法，正确的有
    A. 肾上腺糖皮质激素的基本结构是含有 3,20 – 二酮和 11,17α,21 – 三羟基（或 11 – 羰基、17α,21 – 二羟基）的孕甾烷
    B. 糖皮质激素和盐皮质激素的结构仅存在细微的差别，通常糖皮质激素药物也具有一些盐皮质激素作用如可产生钠潴留而发生水肿等副作用
    C. 在糖皮质激素甾体的 6α – 和 9α – 位引入氟原子后，可使糖皮质激素的活性显著增加，副作用不增加
    D. 可的松和氢化可的松是天然存在的糖皮质激素
    E. 在可的松和氢化可的松的 1 位增加双键，由于 A 环几何形状从半椅式变为半船式构象，增加了与受体的亲和力和改变了药代动力学性质，使其抗炎活性增强，但不增加钠潴留作用

2024 国家执业药师职业资格考试

考前预测6套卷

4套摸底预测卷 + 2套冲刺预测卷（图书封底扫码获取，2024年6月上线）

药学专业知识（一）

答案与解析

刘 鹤 李晓晖 主 编

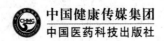

中国健康传媒集团

中国医药科技出版社

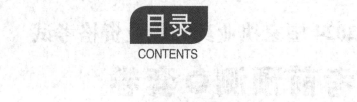

CONTENTS

预测试卷（一）答案与解析

题号	1	2	3	4	5	6	7	8	9	10
答案	B	C	D	E	E	B	B	D	B	B
题号	11	12	13	14	15	16	17	18	19	20
答案	A	C	B	E	D	D	A	E	B	D
题号	21	22	23	24	25	26	27	28	29	30
答案	B	B	E	C	E	D	C	E	B	E
题号	31	32	33	34	35	36	37	38	39	40
答案	A	D	B	B	D	C	D	A	D	B
题号	41	42	43	44	45	46	47	48	49	50
答案	C	D	A	A	E	A	B	C	D	B
题号	51	52	53	54	55	56	57	58	59	60
答案	C	A	A	C	D	C	E	B	D	E
题号	61	62	63	64	65	66	67	68	69	70
答案	B	D	E	B	C	E	A	D	A	B
题号	71	72	73	74	75	76	77	78	79	80
答案	D	B	C	E	B	C	D	E	A	E
题号	81	82	83	84	85	86	87	88	89	90
答案	B	D	C	A	B	D	C	D	B	D
题号	91	92	93	94	95	96	97	98	99	100
答案	A	E	B	A	B	D	A	E	A	B
题号	101	102	103	104	105	106	107	108	109	110
答案	B	A	E	A	A	C	C	B	C	B
题号	111	112	113	114	115	116	117	118	119	120
答案	ACE	ABC	ABCDE	BCDE	ABE	ABCDE	ABCDE	ABCDE	CD	ACDE

1. 解析：本题考查**药物相互作用**。一些药物能增加肝微粒体酶的活性，**即酶的诱导**，它们通过这种方式加速另一种药的代谢而干扰该药的作用。不少药物具有酶诱导作用，如**利福平、苯巴比妥**等。由于大多数药物在体内经过生物转化后，它们的代谢物失去药理活性，因此酶诱导的结果将使受影响药物的作用减弱或缩短。

2. 解析：本题考查常见药物的化学骨架及名称。选项 A 为**苯二氮䓬环**，为苯二氮䓬类镇静催眠药的母核；选项 B 为**雌甾烷**，为雌激素类药物的母核；选项 C 为**吩噻嗪结构**，为三环类抗精神病药的母核；选项 D 为**芳氧丙醇胺结构**，为芳氧丙醇胺类 β 受体拮抗药的基本结构；选项 E 为 **1,4 - 二氢吡啶结构**，为钙通道阻滞药的母核。

3. 解析：本题考查贴剂和软膏剂的质量要求。**贴剂需有黏附力测定**，贴剂为贴敷于皮肤表面的制剂，对皮肤具有足够的黏附力。通常压敏胶与皮肤作用的黏附力可用三个指标来衡量，即初黏力、持黏力与剥离强度。而软膏剂无需黏附力测定。其他均为皮肤给药制剂共需的检查项目。

4. 解析：本题考查**片剂的贮存**。有些片剂的硬度在贮存期间可能逐渐改变而影响片剂的崩解和溶出，这往往是由于片剂中黏合剂等辅料固化所致。此类片剂久贮后，必须重新检查崩解时限、溶出度，合格后再使用。某些含挥发性物质（如硝酸甘油等）的片剂，贮存期间挥发性成分可能在片剂间转移或被包装材料吸附而影响**片剂含量的均一性**，这类片剂应用前也应再作含量检查。糖衣片受到光和空气作用易变色，在高温、高湿环境中易发生软化、熔化和粘连，所以在包装容器中，应尽量减少空气的残留量，贮存时一般应避光、密封、置干燥阴凉处。

5. 解析：本题考查**常用辅料**。加入遮光剂的目的是增加药物对光的稳定性，常用材料为**二氧化钛**等。

6. 解析：本题考查**药物制剂的稳定性**。药物稳定性是指原料药及制剂保持其物理、化学、生物学和微生物学性质的能力。通过稳定性试验，考察药物不同环境条件（如温度、湿度、光线等）下制剂特性随时间变化的规律，以认识和预测制剂的稳定趋势，为制剂生产、包装、贮存、运输条件的确定和有效期的建立提供科学依据。药物制剂稳定性变化一般包括：①**化学不稳定性**：指药物由于水解、氧化、还原、光解、异构化、聚合、脱羧，以及药物相互作用产生的化学反应，使药物含量（或效价）、色泽产生变化。②**物理不稳定性**：指制剂的物理性能发生变化，如片剂崩解度、溶出速度的改变等。制剂物理性能的变化，不仅使制剂质量下降，还可以引起化学变化和生物学变化。③**生物不稳定性**：指由于微生物污染滋长，引起药物的酶败分解变质。可由内在和外在两方面的因素引起。药用辅料会对药物制剂的稳定性产生影响，如表面活性剂、基质或赋形剂等。

7. 解析：本题查考药物的**化学降解途径**。药物的化学降解途径包括**水解、氧化、异构化、聚合**和**脱羧**。水解是药物降解的主要途径，属于这类降解的药物主要有**酯类（包括内酯）、酰胺类（包括内酰胺）**等。青霉素和头孢菌素类药物的分子中存在着不稳定的 β - 内酰胺环，在 H^+ 或 OH^- 影响下，易裂环失效。氯霉素在 pH 7 以下，生成氨基物与二氯乙酸。

8. 解析：本题考查**包合物**。包合技术的特点：①可**增加药物溶解度和生物利用度**。如难溶性药物前列腺素 E2 经包合后溶解度大大提高，可以用来制成注射剂。②**掩盖药物的不良气味，降低药物的刺激性。**③**减少挥发性成分的挥发损失**，并使液体药物粉末化。如大蒜精油制成包合物后，刺激性和不良臭味减小，药物也由液态变为白色粉末。④对易受热、湿、光照等影响的药物，包合后**可提高稳定性。**如苯佐卡因形成 β – 环糊精包合物后提高了稳定性。

9. 解析：本题考查治疗药物监测的适用范围。安全性良好的药物在临床上无需进行治疗药物监测。并不是所有药物都需要进行血药浓度监测，在血药浓度 – 效应关系已经确立的前提下，下列情况需进行血药浓度监测：①**个体差异很大的药物**，即患者间有较大的药动学差异，如三环类抗抑郁药。②**具非线性动力学特征的药物**，尤其是非线性特征发生在治疗剂量范围内，如苯妥英钠。③**治疗指数小、毒性反应强的药物**，如强心苷类药、茶碱、锂盐、普鲁卡因胺等。④**毒性反应不易识别、用量不当或用量不足的临床反应难以识别的药物**，如用地高辛控制心律失常时，药物过量也可引起心律失常。⑤**特殊人群用药。**患有心、肝、肾、胃肠道疾病者，婴幼儿及老年人的动力学参数与正常人会有较大的差别，如肾功能不全的患者应用氨基糖苷类抗生素。⑥**常规剂量下没有疗效或出现毒性反应的药物**，测定血药浓度有助于分析原因。⑦合并用药出现异常反应，药物之间的相互作用使药物在体内的吸收或消除发生改变，需要通过监测血药浓度对剂量进行调整。⑧**血药浓度因长期用药可能受到各种因素的影响而发生变化。**有的可在体内逐渐蓄积而发生毒性反应；有的血药浓度随时间降低而导致无效。此时需测定血药浓度，调整剂量。⑨**用于诊断和处理药物过量或中毒。**

10. 解析：本题考查 1,4 – 二氢吡啶类钙通道阻滞药代表药物的结构特点及临床应用。本题中，只有硝苯地平结构中含有两个甲酯基。

11. 解析：本题考查**吗啡的结构特征。**吗啡是具有菲环结构的生物碱，是由 5 个环稠合而成的复杂立体结构。有效的吗啡构型是**左旋吗啡**，而右旋吗啡则完全没有镇痛及其他生理活性。**吗啡结构的 3 位是具有弱酸性的酚羟基，17 位是碱性的 *N* – 甲基叔胺**，因此，吗啡具有**酸碱两性。**通常将吗啡的碱性基团与酸，如盐酸、硫酸等成盐后供药用，在我国临床上用吗啡的盐酸盐。吗啡及其盐类的**化学性质不稳定**，在光照下即能被空气氧化变质，这与吗啡具有**苯酚结构**有关。

12. 解析：本题考查**薄膜包衣材料。**薄膜包衣材料包括：①**胃溶型**：主要有羟丙基甲基纤维素（HPMC）、羟丙基纤维素（HPC）、丙烯酸树脂Ⅳ号、聚乙烯吡咯烷酮（PVP）和聚乙烯缩乙醛二乙氨乙酸（AEA）等；②**肠溶型**：主要有虫胶、醋酸纤维素酞酸酯（CAP）、丙烯酸树脂类（Ⅰ、Ⅱ、Ⅲ号）、羟丙基甲基纤维素酞酸酯（HPMCP）；③**水不溶型**，主要有乙基纤维素（EC）、醋酸纤维素等。

13. 解析：本题考查**药品不良反应的定义。**我国对药品不良反应的定义为：指合格药品在**正常用法、用量**下出现的与用药目的**无关的或意外的有害反应。**该定义排除了治疗失败、药物过量、药物滥用、不依从用药和用药差错的情况。

14. 解析：本题考查体内药物监测生物样品的选择。因为药物与血浆纤维蛋白几乎不结合，所以血浆与血清的药物的浓度通常相近。血浆比血清分离快、制取量多，因而较血清更为常用。如果抗凝剂与药物可能发生作用，并对药物浓度测定产生干扰，则以血清为检测样本。

15. 解析：本题考查**药物不良反应的分类及特点**。若长期应用广谱抗生素如四环素，由于许多敏感的菌株被抑制，而使肠道内菌群间的相对平衡状态遭到破坏，以致于一些不敏感的细菌如耐药性的葡萄球菌大量繁殖，则可引起葡萄球菌伪膜性肠炎；或使白色念珠菌等真菌大量繁殖，引起白色念珠菌等的继发性感染，称为**二重感染**，属于继发性反应。

16. 解析：本题考查药物的转运方式。**易化扩散**对转运物质有结构特异性要求，可被结构类似物竞争性抑制；也有饱和现象。与主动转运不同之处在于：易化扩散不消耗能量，而且是顺浓度梯度转运，载体转运的速率大大超过**被动扩散**。

17. 解析：本题考查药品不良反应的分类。**后遗效应**是指在停药后血药浓度已降低至最低有效浓度以下时仍残存的药理效应。后遗效应可为短暂的或是持久的。服用巴比妥类催眠药后，次晨出现的乏力、困倦等等"宿醉"现象；长期应用肾上腺皮质激素，可引起肾上腺皮质萎缩，一旦停药，可出现肾上腺皮质功能减退，数月难以恢复。故本题选 A。

18. 解析：本题考查《中国药典》对药物**溶解度**的规定。《中国药典》规定阿司匹林的溶解度为：本品在乙醇中易溶，在三氯甲烷或乙醚中溶解，在水或无水乙醚中微溶；在氢氧化钠溶液或碳酸钠溶液中溶解，但同时分解。系指 1g 阿司匹林可溶解于 1 ~ 不到 10ml 的乙醇、10 ~ 不到 30ml 的三氯甲烷或乙醚、100 ~ 不到 1000ml 的水或无水乙醚、10 ~ 不到 30ml 的氢氧化钠溶液或碳酸钠溶液。

19. 解析：本题考查凝胶剂处方分析。吲哚美辛软膏处方中，主药为吲哚美辛，交

联型聚丙烯酸钠（SDB - L400）为水性凝胶基质，PEG4000 为透皮吸收促进剂，甘油为保湿剂，苯扎溴铵为防腐剂。

20. 解析：本题考查药物结构与第 I 相生物转化的规律。苄基上引入羟基可称为**甲基羟化**，也可称为**苄位氧化**，但不是苯环氧化。例如，降血糖药甲苯磺丁脲的代谢，先生成苄醇，最后形成羧酸，失去降血糖活性。

21. 解析：本题考查伊托必利的作用机制和临床用途。**伊托必利具有拮抗多巴胺 D$_2$ 受体活性和抑制乙酰胆碱酯酶活性的双重活性**，通过对 D$_2$ 受体的拮抗作用而增加乙酰胆碱的释放，同时通过对乙酰胆碱酯酶的抑制作用来抑制已释放的乙酰胆碱分解，从而增强胃、十二指肠收缩力，加速胃排空，并有止吐作用；伊托必利**在中枢神经系统分布少**，选择性高，不良反应少，**不产生甲氧氯普胺的锥体外系症状**，较少引起血催乳素水平增高，无西沙必利的致室性心律失常及其他严重的药物不良反应，安全性更高。

22. 解析：本题考查结构确证。结构确证工作分为：一般项目、手性药物、药物晶型、结晶溶剂等。其中，①一般项目：采用有机光谱分析法，常用的分析测试项目包括：元素分析（可采用高分辨质谱，如 TOF - MS）、紫外 - 可见分光光度法（UV - Vis）、红外分光光度法（IR）、核磁共振波谱法（NMR）、质谱法（MS）、粉末 X 射线衍射方式（PXRD）和/或单晶 X 射线衍射法（SXRD）、热分析法（TA、DSC、TG）等。对于金属盐类或金属配合物，还用采用原子吸收分光光度法（AAS）或电感耦合等离子质谱法（ICP - MS）验证金属元素的种类、存在形式及含量。②手性药物：还应采用其他有效方法进一步研究单一对映体的绝对构型，常用的方法有旋光度法、手性柱色谱法

（ChiralHPLC 或 ChiralGC）、单晶 X 射线衍射法，以及旋光色散（ORD）或圆二色谱法（CD）。其中，**单晶 X 射线衍射法为直接方法，可提供最直接的信息**。③药物晶型：药物常常存在多晶型现象，并可能因晶型不同而具有不同的溶解度、稳定性、生物利用度和/或生物活性，特别是水溶性差的口服固体药物。药物研发过程，应对其在不同结晶条件下（溶剂、温度、结晶速度等）的晶型进行深入研究，确认是否存在多晶型现象。对于存在不同晶型的药物，应明确有效晶型。如棕榈氯霉素（无味氯霉素）具有 A、B 和 C 三种晶型，其中 A 晶型为稳定晶型，在肠道中难被酯酶水解、生物活性低；B 晶型为亚稳晶型，易被酯酶水解，生物活性高，血药浓度为 A 晶型的 7 倍；C 晶型为不稳定晶型，可以转化为 A 晶型。《中国药典》采用 IR 法检查棕榈氯霉素混悬液中 A 晶型含量，限度为 10%；④结晶溶剂：可通过热分析法研究，结合干燥失重、水分或单晶 X 射线衍射法等方法的测定结果，可以评价是否存在结晶水/溶剂。

23. 解析：本题考查选择型 **MAO - A 抑制药**。托洛沙酮为选择型 MAO - A 抑制药，分子内含氨基甲酸酯结构，阻断 5 - HT 和 NA 的代谢，用于治疗神经官能性抑郁症、神经质和非神经质性抑郁、退化性抑郁症、躁狂抑郁性精神病人的抑郁症发作；亦可用于精神病的抑郁或痴呆期。

24. 解析：本题考查的是注射剂的溶剂。**甘油与水或醇可任意混溶，但在挥发油和脂肪油中不溶**，小鼠皮下注射的 LD_{50} 为 10ml/kg，肌内注射为 6ml/kg。**由于黏度和刺激性较大，不单独作注射剂溶剂用**。常用浓度为 1% ~ 50%，但大剂量注射会导致惊厥、麻痹、溶血。**常与乙醇、丙二醇、水等组成复**合溶剂，如普鲁卡因注射液的溶剂为 95% 乙醇（20%）、甘油（20%）与注射用水（60%）。

25. 解析：本题考查生物技术药物的定义。早期的生物技术药物主要是一些**蛋白或多肽类分子**，也被称为生物工程药物。但是随着技术的发展、研究的深入，具有不同结构和更广阔应用范围的生物技术药物被不断开发出来，**基因工程药物、细胞工程药物、重组病毒等的药物**也都陆续上市，并且表现出了极大的前景。紫杉醇白蛋白纳米粒属于微粒制剂。

26. 解析：本题考查**生物等效性研究**及研究方法。药动学方法研究生物等效性时，通过测定设定时间点下的血药浓度，取得药动学参数作为终点指标，借此反映药物释放并被吸收进入循环系统的速度和程度。通常采用**药动学终点指标 C_{max}、T_{max} 和 AUC** 进行评价。对于半衰期较长的药物，可选择两制剂、单次给药、平行试验设计，即每个制剂分别在具有相似人口学特征的两组受试者中进行试验。D 选项属于药物制剂的质量一致性评价。

27. 解析：本题考查**注射剂配伍变化**的影响因素。包括：**溶剂组成改变、pH 的改变、缓冲容量、离子作用、直接反应、盐析作用、配合量、混合顺序、反应时间、氧与二氧化碳的影响、光敏感性和成分的纯度**。由于药物的纯度不够，某些制剂在配伍时会发生异常现象。如氯化钠原料中含有微量的钙盐，当与 25% 枸橼酸钠注射液配伍时往往产生枸橼酸钙的悬浮微粒而浑浊。中药注射液中未除尽的高分子杂质也能在长久贮存过程中，或与输液配液配伍时出现浑浊或沉淀。

28. 解析：本题考查**药品包装材料的质量要求**。确认材料来源一致性，检查材料在水中的浸出物质，检查材料的密封性和生物安全，检查材料的抗跌落性都属于药品包装材料的质量要求。

29. 解析：本题考查**皮肤给药制剂**。**凝胶剂**系指原料药物与能形成凝胶的辅料制成的具凝胶特性的稠厚液体或半固体制剂。**贴剂**或称经皮给药系统，系指药物与适宜的材料制成的供贴敷在皮肤上的，可产生全身性或局部作用的一种薄片状柔性制剂。**贴膏剂**包括凝胶贴膏剂和橡胶膏剂。**凝胶贴膏剂**系指原料药物与适宜的亲水性基质混匀后涂布于背衬材料上制成的贴膏，**橡胶膏剂**系指原料药物与橡胶等基质混匀后涂布于背衬材料制成的贴膏剂。**搽剂**系指原料药用乙醇、油或适宜的溶剂制成的溶液、乳状液或混悬液，供无破损皮肤揉擦用的液体制剂。伤湿止痛膏为橡胶膏剂。

30. 解析：本题考查**药物与非靶标结合引发的毒副作用**。抗过敏药物**特非那定、阿司咪唑**因干扰心肌细胞 K^+ 通道，引发致死性尖端扭转型室性心动过速，导致药源性心律失常，被美国 FDA 从市场撤回。

31. 解析：本题考查**药物作用的选择性特点**。药物作用的选择性特点有高低之分。药物对受体作用的特异性与药理效应的选择性不一定平行。药物作用的特异性强及效应选择性高的药物，应用时针对性强，反之，效应广泛的药物一般副作用较多。临床用药一般应尽可能选用选择性高的药物，但效应广泛的药物在复杂病因或诊断未明时也有好处。选择性一般是相对的，与药物剂量有关。药物作用选择性是药物分类和临床应用的基础。

32. 解析：本题考查**孕激素类药物**。在睾酮结构中**引入 17α - 乙炔基**，并去除 **19 - 甲基**可得到具有孕激素样作用的炔诺酮。

33. 解析：本题考查镇痛药**纳洛酮**的结构特征。吗啡结构的 17 位是碱性的 N - 甲基叔胺，将吗啡的 N - 甲基用烯丙基取代后，得到纳洛酮等，为吗啡受体拮抗药。

34. 解析：本题考查**药物结构中的取代基对生物活性影响**。药物结构中不同官能团（取代基）的改变可使整个分子的理化性质、电荷密度等发生变化，进而改变或影响药物与受体的结合、影响药物在体内的吸收和转运最终影响药物的药效，有时会产生毒副作用。分子中官能团形成**氢键**的能力和官能团的离子化程度较大时，药物的水溶性会增大。相反，若药物结构中含有较大的**烃基、卤素原子、脂环等非极性结构**，药物的脂溶性增大。**磺酸基**的引入，使化合物的水溶性和解离度增加。

35. 解析：本题考查抗代谢抗肿瘤药。选项 D 为甲氨蝶呤，为叶酸类抗代谢抗肿瘤药。选项 A 为替加氟，为嘧啶类抗代谢抗肿瘤药；选项 B 为盐酸阿糖胞苷，为嘧啶类抗代谢抗肿瘤药；选项 C 为硫鸟嘌呤，为嘌呤类抗代谢抗肿瘤药；选项 E 为羟基喜树碱，为喜树碱类抗肿瘤药。

36. 解析：本题考查吸入给药方式中药物的理化性质对吸收的影响。肺部给药时，药物粒子大小影响药物到达的部位，大于 $10\mu m$ 的粒子沉积于气管中，$2\sim10\mu m$ 的粒子可到达支气管与细支气管，$2\sim3\mu m$ 的粒子可到达肺泡。粒径太小的粒子不能停留在呼吸道，容易通过呼气排出。

37. 解析：本题考查药物代谢的多态性。**美芬妥英**曾作为抗癫痫药，由于其长期应用引起较多不良反应，现只用于遗传药理学的研究。与 S - 美芬妥英 4 - 羟化代谢多态性相关的药物，均为经过 CYP2C19 氧化代谢的药物，例如地西泮、萘普生、普萘洛尔、奥美拉唑、甲苯磺丁脲、苯妥英钠、双氯芬酸、S-华法林、四羟基大麻酚、替诺昔康、吡罗昔康、布洛芬、氯喹、丙米嗪等。

38. 解析：本题考查注射剂的分类。对于易溶于水，在水溶液中不稳定的药物，可制成注射用无菌粉末，可用适宜的注射用溶剂配制后注射，也可用静脉输液配制后静脉滴注。

39. 解析：本题考查药物直接与靶点分子作用产生毒性。有些药物能与内源性靶点分子（如受体、酶、DNA、大分子蛋白、脂质等）结合发挥作用，并导致靶点分子结构和（或）功能改变而导致毒性作用的产生。①药物通过抑制或者激活受体（如阿托品抑制 M 胆碱受体，吗啡激活阿片受体），干预模拟内源性发挥药理作用或毒性作用。②药物进入机体后对酶系统具有直接作用，或影响其生成，或改变其活性，从而使酶参与的生化反应受到影响，从而导致机体生理功能受到干扰，这是许多药物对机体产生毒性作用的原因。③药物与机体内功能蛋白相互作用而改变其构象或结构时可导致蛋白功能受到损伤。如长春碱（或紫杉醇）与微管蛋白结合，影响细胞骨架蛋白聚合或解聚。④药物影响 DNA 的模板功能，如阿霉素可嵌入 DNA 分子双螺旋折叠间，推动邻近碱基对分开，造成 DNA 模板功能错误。

40. 解析：本题考查药物作用的主要机制。有些药物通过补充生命代谢物质，治疗相应的缺乏症，如铁剂治疗缺铁性贫血、胰岛素治疗糖尿病等。

[41~43] 解析：本题考查硫酸阿托品注射液的处方分析。硫酸阿托品是抗胆碱药；处方中氯化钠除维持注射液等渗外，亦可防止硫酸阿托品水解；使用 0.1mol/L 盐酸溶液调节注射液 pH 在 4.0~4.5 之间，便于增加

本品的稳定性。

[44~45] 解析：本题考查抗菌药的结构特征。在氨苄西林侧链的氨基上引入极性较大的哌嗪酮酸基团得到哌拉西林，属于广谱青霉素类。舒巴坦属于青霉烷砜类 β-内酰胺酶抑制药。

[46~48] 解析：本题考查《中国药典》通则中收载的化学药品的一般检查项目及其检查法。（1）限量检查法：用于评价药品的纯度。①一般杂质检查法：一般杂质是指在自然界中分布广泛、在多种药品的生产过程中容易引入的杂质，如氯化物、重金属、砷盐、干燥失重或水分、炽灼残渣、残留溶剂等；②特殊杂质检查法：特殊杂质是指特定药品在其生产和贮藏过程中引入的杂质，通常包括药物的合成起始物料及其杂质、中间体、副产物、降解产物等，收载于药品各品种的检查项下，例如阿司匹林中的"游离水杨酸"、对乙酰氨基酚中的"对氯苯乙酰胺"等。（2）特性检查法：主要用于评价药品的有效性与均一性，但药品的某些特性参数常因受到药品杂质的影响而发生改变，而且某些特性参数的改变也将影响药品的安全性，如溶液澄清度、不溶性微粒等。（3）生物学检查法：以评价药品的安全性，如非无菌产品（部分口服或外用制剂）的微生物限度检查法和药典要求无菌的产品（如注射剂、冲洗剂等）的无菌检查法、热源或细菌内毒素检查法等。另外，《中国药典》通则还收载有关中药、生物制品与药包材的纯度与安全性的通用检测项目与方法，如 2000 系列收载中药的相关测定法、3000 系列收载生物制品的相关测定法、4000 系列收载药包材检测方法。

[49~50] 解析：本题考查口服片剂的分类和崩解时限检查要求。咀嚼片系指于口

腔中咀嚼后吞服的片剂，一般应选择甘露醇、山梨醇、蔗糖等水溶性辅料作填充剂和黏合剂。咀嚼片的硬度应适宜。**可溶片崩解时限**要求水温为20℃±5℃，应在3分钟内全部崩解并溶化。如有1片不能完全崩解或溶化，应另取6片复试，均应符合规定。

[51～52] 解析：本题考查**中枢神经系统疾病用药的化学结构**。A为枸橼酸芬太尼，B为纳洛酮，C为米氮平，D为文拉法辛，E为氟西汀。米氮平结构中有两种光学异构体，**均有抗抑郁活性，但活性有差异**，$S-(-)-$异构体比$R-(+)-$异构体对突触后膜α_2受体的结合力至少强10倍；而$R-$米氮平比$S-$米氮平对$5-HT_3$受体的抑制强140倍，并有抗H_1受体作用，具有镇静作用。枸橼酸芬太尼结构中具有**4-苯氨基哌啶类结构**，为强效镇痛药。

[53～55] 解析：本题考查**血管紧张素Ⅱ受体拮抗药的结构特征**。**氯沙坦**分子中的四氮唑结构为酸性基团，为中等强度的酸；在肝脏经细胞色素P450酶代谢，14%的药物发生羟甲基氧化成甲酸代谢物，代谢物的活性比氯沙坦强10～40倍。**厄贝沙坦**为螺环化合物，缺少氯沙坦结构中的羟甲基，但与受体结合的亲和力是氯沙坦的10倍；羧基与受体的氢键或离子-偶极作用能模拟氯沙坦的羟基与受体的相互作用，而螺环能提高与受体的疏水结合能力。**替米沙坦**的分子中不含四氮唑基，其酸性基团为羧酸基；替米沙坦是一种特异性AT_1受体拮抗药，与AT_1受体具有较高亲和性。

[56～59] 解析：本题考查栓剂、气雾剂和片剂的添加剂。**硬脂酸镁**为片剂中的润滑剂；**丙二醇**为气雾剂中的潜溶剂；可可豆脂为栓剂的基质；二氯二氟甲烷为气雾剂中的**抛射剂**；司盘80为W/O型乳剂中的乳化剂。

[60～61] 解析：本题考查**时辰药理学和药物应用**。降脂药**辛伐他汀**通过抑制羟甲基戊二酰辅酶A还原酶，抑制肝脏合成胆固醇，从而起到降低低密度脂蛋白胆固醇的作用。机体胆固醇的合成有昼夜节律，夜间合成增加。研究表明，夜间给予他汀类降脂药降低血清胆固醇的作用更强，故推荐临睡前给药。正常人外周白细胞**糖皮质激素受体**呈现晨高晚低的昼夜节律特征，而此受体反应性的昼夜节律与血中的糖皮质激素浓度无关，应用糖皮质激素治疗疾病时，08：00时1次予以全天剂量比1天多次给药效果好，不良反应也少。

[62～65] 解析：本题考查**靶向制剂的分类与缓控释制剂**。缓释制剂是指在规定的释放介质中缓慢地非恒速释放药物的制剂。控释制剂是指在规定的释放介质中缓慢地恒速释放药物的制剂。靶向制剂分为：①**被动靶向制剂**：靶向载体药物微粒在体内被单核-巨噬细胞系统的巨噬细胞摄取，这种自然吞噬的倾向使药物选择性地浓集于病变部位而产生特定的体内分布特征。常见的被动靶向制剂有脂质体、微乳、微囊、微球、纳米粒等。②**主动靶向制剂**：是用修饰的药物载体作为"导弹"，将药物定向地运送到靶区浓集发挥药效。亦可将药物修饰成前体药物，即能在病变部位被激活的药理惰性物，在特定靶区发挥作用。③**物理化学靶向制剂**：是应用物理化学方法使靶向制剂在特定部位发挥药效：磁性靶向制剂、热敏靶向制剂、pH敏感靶向制剂、栓塞性制剂。

[66～67] 解析：本题考查**相对生物利用度的概念与清除率的单位**。①试验制剂与参比制剂的血药浓度-时间曲线下的面积（AUC）的比率称相对生物利用度。当参比制剂是静脉注射剂时，则得到的比率称绝对生

物利用度，因静脉注射给药药物全部进入血液循环。②清除率是单位时间从体内消除的含药血浆体积，又称为体内总清除率。清除率常用"Cl"表示。Cl 是表示从血液或血浆中清除药物的速率或效率的药动学参数，单位用"体积/时间"表示，在临床上主要体现药物消除的快慢。

[68～70] 解析：本题考查**药物的命名**。①**通用名**：也称国际非专利药品名称（INN），通常是指有活性的药物物质，而不是最终的药品，因此是药学研究人员和医务人员使用的共同名称，一个药物只有一个药品通用名。②**商品名**：又称为品牌名，是由新药开发者在申报药品上市时选定的名称，是指批准上市后的药品名称，主要用于药品制剂。③**化学名**：每个药物都有特定的化学结构，为了准确地表述药物的化学结构，通常使用其化学命名。

[71～74] 解析：本题考查**药物的结构特征**。①在丙米嗪 2 位引入氯原子得到氯米帕明。②盐酸普萘洛尔是 β 受体拮抗药的代表药物，属于芳氧丙醇胺类药物，芳环为萘核。③结构中包含精氨酸、哌啶和喹啉的三脚架结构的小分子凝血酶抑制药是阿加曲班。④吩噻嗪类药物有氯丙嗪、奋乃静、氟奋乃静等。

[75～76] 解析：本题考查**药物的作用机制中改变细胞周围环境的理化性质典型药物**。有些药物是通过简单的化学反应或物理作用而产生药理效应。例如，口服**氢氧化铝、三硅酸镁等抗酸药中和胃酸**，可用于治疗胃溃疡；静脉注射甘露醇，其在肾小管内产生高渗透压而利尿；**二巯基丁二酸钠等**络合剂可将汞、砷等重金属离子络合成环状物，促使其随尿液排出以解毒。此外，**渗透性泻药硫酸镁和血容量扩张药右旋糖酐等**通过局部

形成高渗透压而产生相应的效应。

[77～78] 解析：本题考查常用的**抗氧剂**。常用的**水溶性抗氧剂**有亚硫酸钠、亚硫酸氢钠、焦亚硫酸钠、硫代硫酸钠、硫脲、维生素 C、半胱氨酸等。常用的**油溶性抗氧剂**有叔丁基对羟基茴香醚（BHA）、2,6－二叔丁基对甲酚（BHT）、维生素 E 等。氨基酸类抗氧剂无毒性，作为注射剂的抗氧剂尤为合适。油溶性抗氧剂适用于油溶性药物如维生素 A、维生素 D 制剂的抗氧化。

[79～82] 解析：本题考查**药物与受体的亲和力与内在活性**。本题考查的是对激动药和拮抗药的分类和特性。对受体有很高的**亲和力和内在活性（α＝1）**的为完全激动药。虽与受体有较强的亲和力，但内在活性较低（α<1）的为部分激动药。对失活态的受体亲和力大于活化态，药物与受体结合后引起与激动药相反效应的为反向激动药。对受体有较强的亲和力，但内在活性 α＝0，使激动药的量－效曲线平行右移，最大效应不变的为竞争性拮抗药。对受体有较强的亲和力，但内在活性 α＝0，增加激动药的剂量也不能使量－效曲线的最大强度达到原来水平，使 E_{max} 下降的为非竞争性拮抗药。

[83～86] 解析：本题考查**药物的不良反应**。变态反应的发生常见于过敏体质的患者，与药物剂量无关或关系甚少。微量青霉素引起的过敏性休克即属于变态反应。特异质反应是因先天性遗传异常，少数病人用药后发生与药物本身药理作用无关的有害反应。假性胆碱酯酶缺乏者，应用琥珀胆碱后，常出现呼吸暂停反应即属于特异质反应。药物依赖性是反复地（周期性或连续性）用药所引起的人体心理上或生理上或两者兼有的对药物的依赖状态，表现出一种强迫性的要连续或定期用药的行为和其他反应。毒性反应

是指在剂量过大或药物在体内蓄积过多时发生的危害性反应，对乙酰氨基酚引起的肝脏损害属于毒性反应。

[87～88] 解析： 本题考查《中国药典》关于贮藏的规定。**冷处系指贮藏处温度为 $2℃～10℃$。** 该贮藏条件通常应用于**遇热不稳定的药品。** 例如，阿法骨化醇遇光、湿、热均易变质，要求遮光、充氮、密封、在冷处保存；再如，生化药品门冬酰胺酶（埃希）系自大肠埃希菌（*E.coli* AS 1.357）中提取制备的具有酰胺基水解作用的酶，要求遮光、密封、冷处保存；生长抑素为化学合成的由十四个氨基酸组成的环状多肽，要求遮光、密封、在冷处保存。

[89～92] 解析： 本题考查**片剂制备中的常见问题及原因。** 润滑剂用量不足会导致**黏冲，** 混合不均匀或可溶性成分的迁移会导致**含量均匀度不符合要求，** 片剂的弹性复原及压力分布不均匀会导致**裂片，** 崩解剂选择不当会导致**崩解超限迟缓。**

[93～94] 解析： 本题考查**药物的立体结构对药物作用的影响。** 由于几何异构体的产生，导致药物结构中的某些官能团在空间排列上的差异，不仅影响药物的理化性质，而且也改变药物的生理活性。如**氯普噻吨，** 其顺式异构体的抗精神病作用比反式异构体强，原因在于顺式异构体的构象与多巴胺受体的底物多巴胺的优势构象相近，而反式异构体的构象则相差太远。药物分子构象的变化与生物活性间有着极其重要的关系，这是由于药物与受体间相互作用时，要求其结构和构象产生互补性，这种互补的药物构象称为药效构象。不同构象异构体的生物活性有差异。如**多巴胺，** 其反式构象是优势构象，而和多巴胺受体结合时也恰好是以该构象作用，故药效构象与优势构象为同一构象，而扭曲式构象由于两个

药效基团 OH 和 NH_2 间的距离与受体不匹配，故没有活性。

[95～97] 解析： 本题考查**镇静催眠药的结构特征。** 按照化学结构分类，镇静催眠药可分为苯二氮䓬类及非苯二氮䓬类。这两类药物的都属于 **$GABA_A$ 受体调节剂，** 作用于 **$GABA_A$ 受体。** 非苯二氮䓬类包括**艾司佐匹克隆和酒石酸唑吡坦。** 该类药物中除三唑仑被列为第一类精神药品外，其他均被列为第二类精神药品。**三唑仑**的三氮唑基团中的甲基提高了脂溶性，使其起效快，但该甲基易被代谢成羟甲基失去活性，而成为短效镇静催眠药；地西泮在肝脏代谢产物均有不同程度的药理活性，具有第二类精神药品零售资质的企业应当凭执业医师出具的处方，按规定剂量销售第二类精神药品，并将处方保存 2 年备查。氯丙嗪和奋乃静属于抗精神病药。

[98～100] 解析： 本题考查**药物辅料的作用。** ①缓释、控释制剂中利用高分子化合物作为阻滞剂控制药物的释放速度。其分类有**骨架型、包衣膜型缓释材料和增稠剂等。** 骨架型缓释材料包括亲水性凝胶骨架材料、不溶性骨架材料、生物溶蚀性骨架材料，硬脂醇属于生物溶蚀性骨架材料。②制成包合物是增加药物溶解度和生物利用度的一种方法。常用的**包合材料有 β - 环糊精**等。包合技术的特点除了可增加药物溶解度和生物利用度以外，还具有掩盖药物的不良气味，降低药物的刺激性；减少挥发性成分的挥发损失，并使液体药物粉末化；对易受热、湿、光照等影响的药物的特点。③**联苯双酯处方**中，联苯双酯为主药，PEG6000 为基质，吐温 80 为表面活性剂，液状石蜡为冷凝液。

101. 解析： 本题考查**解热镇痛抗炎药的代表药物及作用特点。** 阿司匹林属于水杨酸类药物的代表，是优良的解热镇痛抗炎药物，

同时还用于预防和治疗心血管系统疾病。对乙酰氨基酚属于苯胺类，吲哚美辛、舒林酸属于芳香乙酸类，**布洛芬属于芳基丙酸类**。

102. 解析：本题考查**氧氟沙星缓释胶囊的处方分析**。氧氟沙星为主药。丸芯中枸橼酸为 **pH 缓冲剂和渗透压调节剂**；微晶纤维素和乳糖为**稀释剂**。包衣液处方中 PEG6000 为**增塑剂**，其用量不能过高，否则有致孔剂的作用，可加速药物释放；滑石粉为抗黏剂；Eudragit NE 30D 和 Eudragit L 30D－55 为主要缓释包衣材；水为溶剂，十二烷基硫酸钠为稳定剂。

103. 解析：本题考查**胶囊剂的质量要求**。溶出度、释放度、含量均匀度和微生物限度等应符合要求。重新分散性属于混悬剂的质量要求，优良的混悬剂在贮存后再振摇，沉降物应能很快重新分散，从而保证服用时的均匀性、分剂量的准确性。

104. 解析：本题考查**甲氧西林药物分类**。β－内酰胺类抗生素是指分子中含有由四个原子组成的 β－内酰胺环的抗生素。β－内酰胺环是该类抗生素发挥生物活性的必需基团，与细菌作用时，β－内酰胺环开环与细菌发生酰化作用，抑制细菌的生长。

105. 解析：本题考查**负荷剂量**。临床上常将药物的有效治疗浓度设定为稳态血药浓度，但药物接近**稳态浓度**一般需要 **4～5 个半衰期2**。在静脉滴注开始时往往需要静脉注射一个**负荷剂量**，同时联合静脉滴注来维持 C_{ss}。负荷剂量亦称为**首剂量**，常用 X_0^* 表示。本案例中，甲氧西林采用先肌内注射 0.5g，再多次间隔静脉注射 0.25g。

106. 解析：本题考查**平均稳态血药浓度**。$C_{av} = \dfrac{\int_0^\tau C_{ss} dt}{\tau}$ 已知药物的表观分布容积 V

及消除速率常数 k 时，可以算出时间间隔为 τ 时多次静脉注射 X_0 剂量下的平均稳态血药浓度。在药动学研究中，可用单剂量研究得到其 $AUC_{0\to\infty}$ 来预测相同剂量时多剂量给药达稳后一个 τ 内的 AUC，从而求算多剂量给药的 C_{av}。单室模型药物静脉注射多次给药达稳态时，其平均稳态血药浓度为：$C_{av} = \dfrac{X_0}{kV\tau}$。本题目中 $t_{1/2}$ 为 0.6 小时，消除速率常数 $k = 0.693/0.6 = 1.155$，$X_0 = 250mg$，表观分布容积 $V = 20L$，每日 3 次则 $\tau = 8$，代入上述公式计算结果为 1.35mg/L。

107. 解析：本题考查醋酸可的松滴眼液的处方分析。醋酸可的松微晶的粒径应在 **5～20μm**，过粗易产生刺激性，降低疗效，甚至会损伤角膜。

108. 解析：本题考查醋酸可的松滴眼液的处方分析。本品为混悬型滴眼液。①**羧甲基纤维素钠为助悬剂，配液前需精制**。本滴眼液中**不能加入阳离子型表面活性剂**，因与羧甲基纤维素钠有配伍禁忌。②**硼酸为 pH 与等渗调节剂**，因氯化钠能使羧甲基纤维素钠黏度显著下降，促使结块沉降，改用2%的硼酸后，不仅改善降低黏度的缺点，且能减轻药液对眼黏膜的刺激性。**本品 pH 4.5～7.0**。

109. 解析：本题考查醋酸可的松滴眼液的处方分析。常用的润湿剂有**磷脂类、泊洛沙姆、聚山梨酯类（吐温）、脂肪酸山梨坦类（司盘）**等。

110. 解析：本题考查醋酸可的松滴眼液的处方分析。本处方中**硼酸为 pH 与等渗调节剂**，因氯化钠能使羧甲基纤维素钠黏度显著下降，促使结块沉降，改用2%的硼酸后，不仅改善降低黏度的缺点，且能减轻药液对眼黏膜的刺激性。

111. 解析：本题考查**抗疟疾药**的代表药

物。临床上用于预防、控制传播和治疗疟疾的药物按其结构可分为喹啉类、青蒿素类和嘧啶类。青蒿素类药物**青蒿素**为我国科学家在 1971 年首次从菊科植物黄花蒿中提取分离得到的具有过氧键的倍半萜内酯抗疟药物，对疟原虫红细胞内期裂殖体有高度的杀灭作用，对抗氯喹恶性疟原虫引起的感染同样具高效、迅速的抗疟作用，是目前用于临床的各种抗疟药中起效最快的一种，但具有口服活性低、溶解度小、复发率高、半衰期短等缺点。因此，以其为先导化合物相继合成或半合成大量的衍生物，如双氢青蒿素、蒿甲醚等。**环磷酰胺**为氮芥类，**卡莫司汀**为亚硝基脲类抗肿瘤药物。

112. 解析：本题考查《中国药典》正文内容。《中国药典》正文内容包括：①品名；②有机药物的结构式；③分子式；④分子量；⑤来源或有机药物的化学名称；⑥含量或效价限度；⑦处方；⑧制法；⑨性状；⑩鉴别；⑪检查；⑫含量测定；⑬类别；⑭规格；⑮贮藏；⑯杂质信息。

113. 解析：本题考查**抗精神病药氯丙嗪**的结构特征。氯丙嗪属于**吩噻嗪类**药物，为中枢多巴胺受体拮抗药，具有多种药理活性，结构中含有吩噻嗪环。临床上常用来治疗以兴奋症为主的精神病。氯丙嗪等吩噻嗪类抗精神病药物，**遇光会分解**，生成自由基并与体内一些蛋白质作用，发生光毒性反应。临床还可以用于**镇吐，低温麻醉及人工冬眠等作用**。

114. 解析：本题考查**口腔黏膜给药制剂的特点**。口腔黏膜给药制剂的特点包括：①起效快，适用于急诊的治疗。②口腔黏膜具有较强的对外界刺激的**耐受性**，不易损伤，修复功能强。③**给药方便**，可随时进行局部调整，患者顺应性高。④口腔黏膜处的酶活性较低，**可避开肝脏首关效应**及胃肠道的破

坏。⑤**即可治疗局部病变，又可发挥全身治疗作用。**

115. 解析：本题考查**药物的溶解度、分配系数和渗透性对药效的影响**。对于结构非特异性药物，药物的理化性质直接影响药物的活性。药物的理化性质主要有药物的溶解度、分配系数和解离度。

116. 解析：本题考查吸入制剂的质量要求。吸入制剂在生产和贮藏中应符合以下规定：①**可被吸入的气溶胶粒子应达一定比例**，以保证有足够的剂量可沉积在肺部；②多剂量吸入剂应进行**释药剂量均一性检查**，仅对单个吸入器进行测试并不足够；③吸入气雾剂生产中应进行**泄漏检查**；④定量吸入气雾剂标签中应标明**总揿（吸）次，每揿（吸）主药含量**，临床最小推荐剂量的揿（吸）数；⑤如有**抑菌剂**，应标明名称。

117. 解析：本题考查**注射剂的质量要求**。①**pH**：注射剂的 pH 应和血液 pH 相等或相近。一般控制在 $4 \sim 9$ 的范围内。②**渗透压**：对用量大、供静脉注射的注射剂应具有与血浆相同的或略偏高的渗透压。③**稳定性**：注射剂要具有必要的物理稳定性和化学稳定性，以确保产品在贮存期内安全、有效。④**安全性**：注射剂必须对机体无毒性、无刺激性，降压物质必须符合规定，确保安全。⑤**澄明**：溶液型注射液应澄明，不得含有可见的异物或不溶性微粒。⑥**无菌**：注射剂内不应含有任何活的微生物。⑦**无热原**：注射剂内不应含热原，热原检查必须符合规定。

118. 解析：本题考查**药物对呼吸系统的毒性作用**。主要是对呼吸器官及呼吸功能的损害，主要表现为**呼吸抑制、哮喘、间质性肺炎和肺纤维化、肺水肿或肺气肿、肺脂质沉积**等类型。常见引起呼吸抑制的药物有吗啡、琥珀胆碱；引起哮喘的药物有阿司匹林、氯胺酮、普鲁卡因、利多卡因、青霉素、头孢菌素、磺胺类、喹诺酮类、卡托普利等；引起间质性肺炎和肺纤维化的药物有博来霉

素、甲氨蝶呤、苯丙酸氮芥、胺碘酮和他莫昔芬等；引起肺水肿的药物有美沙酮、可待因、地西泮、卡托普利、肼屈嗪、硝苯地平等；引起肺脂质沉积的药物有抗心律失常药胺碘酮等。

119. 解析：本题考查**芳构化酶抑制药**。芳构化酶属细胞色素 P450 酶系中的一员，可将雄烯二酮和睾丸酮转化为雌酮和雌二醇，是雌激素生物合成的关键酶。芳构化酶抑制药可以显著降低体内雌激素水平，用于治疗雌激素依赖型疾病如乳腺癌。甾体芳构化酶抑制药的代表药物有**依西美坦和福美司坦**。非甾体芳构化酶抑制药有**阿那曲唑和来曲唑**。两者结构中均含有三氮唑环，可与芳构化酶蛋白的血红素基的铁原子配位结合，为芳构化酶的高度选择性的竞争性抑制药。

120. 解析：本题考查**药物的生物转化**。通常分为二相：**第 I 相生物转化**，也称为药物的官能团化反应，是体内的酶对药物分子进行的氧化、还原、水解、羟基化等反应，在药物分子中引入或使药物分子暴露出极性基团，如羟基、羧基、巯基、氨基等。**第 II 相生物结合**，是将第 I 相中药物产生的极性基团与体内的内源性成分，如**葡萄糖醛酸、硫酸、甘氨酸或谷胱甘肽**，经共价键结合，生成极性大、易溶于水和易排出体外的结合物。乙酰化反应是在酰基转移酶的催化下进行的，以乙酰辅酶 A 作为辅酶，进行乙酰基的转移。例如抗结核药对氨基水杨酸经乙酰化反应后得到对 N - 乙酰氨基水杨酸。

预测试卷（二）答案与解析

题号	1	2	3	4	5	6	7	8	9	10
答案	A	D	D	E	C	E	D	B	A	D
题号	11	12	13	14	15	16	17	18	19	20
答案	B	B	A	C	D	A	A	D	D	E
题号	21	22	23	24	25	26	27	28	29	30
答案	B	D	D	B	E	B	A	A	B	D
题号	31	32	33	34	35	36	37	38	39	40
答案	A	A	D	B	A	D	A	B	C	A
题号	41	42	43	44	45	46	47	48	49	50
答案	A	D	C	E	C	A	B	C	B	B
题号	51	52	53	54	55	56	57	58	59	60
答案	C	A	E	D	D	E	B	D	B	C
题号	61	62	63	64	65	66	67	68	69	70
答案	A	E	D	C	A	B	C	C	D	E
题号	71	72	73	74	75	76	77	78	79	80
答案	B	C	B	C	D	E	C	D	E	D
题号	81	82	83	84	85	86	87	88	89	90
答案	C	D	C	E	E	A	D	B	C	E
题号	91	92	93	94	95	96	97	98	99	100
答案	A	D	A	D	B	C	E	B	D	A
题号	101	102	103	104	105	106	107	108	109	110
答案	D	B	B	D	E	B	A	D	A	C
题号	111	112	113	114	115	116	117	118	119	120
答案	ABCD	ACDE	BCD	AB	ABCDE	ABCDE	ABCDE	ABCE	ABCDE	ABCDE

1. **解析**：本题考查药物手性结构对药物活性的影响。利尿药依托唑啉的**左旋体具有利尿作用，而其右旋体则有抗利尿作用，作用相反**。

2. **解析**：本题考查注射剂配伍变化的主要原因及实例。**配合量的多少会影响药物的浓度**，而药物在一定浓度下出现沉淀或降解速度增加。如重酒石酸间羟胺注射液与氢化可的松琥珀酸钠注射液，在等渗氯化钠或5%葡萄糖注射液中各为100mg/L时，观察不到变化。但浓度为300mg/L氢化可的松琥珀酸钠与200mg/L重酒石酸间羟胺混合时则出现沉淀。另外，**大多数药物在溶液中的降解属于一级反应速度过程**，其降解速度随浓度增加而加快。如氨苄西林钠1g、2g和3g，室温时在5%葡萄糖注射液中降解速度为3g ＞ 2g ＞1g。

3. **解析**：本题考查**药物半衰期**。药物半衰期与消除速率常数成反比，两者均反映机体消除药物的快慢。除药物本身的特性外，患者的生理及病理状况也能影响药物的半衰期，肾功能不全或肝功能受损者，均可使半衰期延长。**药物符合一级动力学代谢，消除半衰期 $=0.693/k$**。

4. **解析**：本题考查雌激素类药物。**己烯雌酚**的反式异构体**与雌二醇**骨架不同，但两个酚羟基排列的空间距离和雌二醇的两个羟基的距离近似，表现出与雌二醇**相同的生理活性**，顺式异构体没有雌激素的活性。

5. **解析**：本题考查表面活性剂的毒性。毒性顺序为：**阳离子型表面活性剂 ＞ 阴离子型表面活性剂 ＞ 非离子型表面活性剂**。两性离子型表面活性剂的毒性和刺激性均小于阳离子型表面活性剂。非离子型表面活性剂口服一般认为无毒性。表面活性剂用于静脉给药的毒性大于口服。阳离子型表面活性剂和阴离子型表面活性剂不仅毒性较大，而且还具有较强的溶血作用。非离子型表面活性剂的溶血作用较轻微，聚山梨酯类的溶血作用通常比其他含聚氧乙烯基的表面活性剂更小。**溶血作用的顺序为：聚氧乙烯烷基醚 ＞ 聚氧乙烯芳基醚 ＞ 聚氧乙烯脂肪酸酯 ＞ 吐温 20 ＞ 吐温 60 ＞ 吐温 40 ＞ 吐温 80**。

6. **解析**：本题考查**生物利用度的概念**。生物利用度是指药物被吸收进入血液循环的速度与程度。药物的剂型因素对药物的吸收有很大的影响。剂型不同，药物用药部位及吸收途径可能不一样。故给药剂量和途径会影响生物利用度。

7. **解析**：本题考查**滴眼剂渗透压调节剂**。一般眼用溶液剂渗透压在相当于**0.8% ~ 1.2% 氯化钠浓度的范围内即可**。滴眼剂处于低渗溶液时应调整成等渗溶液，但因治疗需要也可采用高渗溶液，而洗眼剂则应力求等渗。调整渗透压的附加剂常用的包括氯化钠、葡萄糖、硼酸、硼砂等。

8. **解析**：本题考查**影响药物吸收的因素**主要有注射部位的生理因素、药物理化性质、制剂处方组成等。**各种注射剂中药物的释放速率按以下次序排列：水溶液 ＞ 水混悬液 ＞ 油溶液 ＞ O/W 型乳剂 ＞ W/O 型乳剂 ＞ 油混悬液**。油为溶剂的注射剂注射后，溶剂与组织液不相溶，在注射部位形成贮库。药物的溶解度与脂水分配系数影响药物从油相向水性组织液的分配过程，从而影响药物的吸收。混悬型注射剂中药物的结晶状态与粒径大小等因素影响药物吸收的快慢，助悬剂增加黏度，延缓药物的吸收。

9. **解析**：本题考查**单室模型静脉注射给药的 $\lg C - t$ 曲线特征**。当静脉注射给药以后，测得不同时间 t 的血药浓度 C，根据 $\lg C = -\dfrac{k}{2.303} + \lg C_0$，以 $\lg C$ 对 t 作图，可得一条直线。

10. 解析：本题考查微球的质量要求。微球的质量要求包括：粒子大小与粒度分布、载药量、有机溶剂残留检查、体外释放度。微囊的质量要求：微囊的囊形、粒径、载药量与包封率和微囊中药物释放速率。

11. 解析：本题考查液体制剂常用的附加剂。矫味剂系指药品中用以改善或屏蔽药物不良气味和味道，使患者难以觉察药物的强烈苦味（或其他异味如辛辣、刺激等）的药用辅料。矫味剂分为甜味剂、芳香剂、胶浆剂、泡腾剂等类型。

12. 解析：本题考查药品有效期。药品有效期是指该药品被批准使用的期限，表示该药品在规定的贮存条件下能够保证质量的期限，它是控制药品质量的指标之一。对于药物降解，通常用降解10%所需的时间（称为十分之一衰期，记作 $t_{0.9}$）定义为有效期。恒温时，$t_{0.9} = 0.1054/k$。式中，k 为降解速度常数，单位 h^{-1}。加速试验预测样品的有效期，长期试验确定样品的有效期。

13. 解析：本题考查受体的性质。受体的可逆性：配体与受体的结合是化学性的，既要求两者的构象互补，还需要两者间有相互吸引力。绝大多数配体与受体结合是通过分子间的吸引力如范德华力、离子键、氢键，是可逆的。受体与配体所形成的复合物可以解离，也可被另一种特异性配体所置换。少数配体与受体结合是通过共价键结合，后者形成的结合难以逆转。配体与受体复合物解离后可得到原来的配体而非代谢物。

14. 解析：本题考查影响药物吸收的因素。食物对药物吸收的影响是多种多样的。食物可以使药物的吸收减少或吸收速度减慢，也可以两者均有。亲脂性药物容易吸收，但不是亲脂性越强吸收越好，脂水分配系数过大的非极性物质则不易被胃肠吸收。对需在十二指肠通过载体转运的方式主动吸收的药物，如核黄素等，胃排空缓慢，核黄素连续不断缓慢地通过十二指肠，主动转运不易产生饱和，使吸收增多。药物粒子大小和溶出速度有一定关系。药物粒子越小，则与体液的接触面积越大，药物的溶出速度增大，吸收也加快。脂溶性小分子药物通过被动转运吸收。

15. 解析：本题考查创新药物质量研究方法。结构确证是确定药物分子的结构式、分子式与分子量，是新药研发的基础工作。结构确证工作分为：一般项目、手性药物、药物晶型、结晶溶剂等。结晶溶剂：可通过热分析法研究，结合干燥失重、水分或单晶X射线衍射法等方法的测定结果，可以评价是否存在结晶水/溶剂。药品的全面质量研究主要分三部分：结构确证、分析方法建立与验证、稳定性考察。

16. 解析：本题考查药物蛋白结合与体内过程。药物蛋白结合不仅影响药物的体内分布，也影响药物的代谢和排泄。药物与蛋白质结合后，不能透过血管壁向组织转运，不能经肝脏代谢，也不能由肾小球滤过。只有游离型的药物分子才能从血液向组织转运，并在作用部位发挥药理作用。药物向组织转运主要决定于血液中游离型药物的浓度，以及药物和组织结合的程度。因为血管外体液中蛋白质浓度比血浆低，所以药物在血浆中的总浓度一般比淋巴液、脑脊液、关节腔液以及其他血管外体液的药物浓度高，血管外体液中的药物浓度与血浆中游离型浓度相似。

17. 解析：本题考查《中国药典》对于旋光度测定的要求。《中国药典》旋光度测定法（通则0621）规定：除另有规定外，测定温度为20℃，测定管长度为1dm（如使用其他管长，应进行换算），使用钠光谱的D线（589.3nm）作光源，在此条件下测定的比旋度用 $[\alpha]_D^{20}$ 表示。

18. 解析： 本题考查**抗逆转录病毒类药物**。齐多夫定和去羟肌苷属于核苷类逆转录酶抑制剂，奈韦拉平属于非核苷类逆转录酶抑制剂，沙奎那韦和利托那韦属于 HIV 蛋白酶抑制剂。

19. 解析： 本题考查胰岛素耐受性。胰岛素耐受性分两种：一种为胰岛素受体缺陷病，亦称胰岛素 A 型受体病；另一种是胰岛素自身抗体引起的胰岛素耐受性，称为 B 型胰岛素耐受。胰岛素受体基因突变可引起机体对胰岛素产生耐受性。根据对胰岛素功能的影响，突变可分受体合成障碍与受体转运障碍。受体合成障碍是指某些突变导致受体 mRNA 水平降低，包括无义突变、内含子和外显子接点突变、核苷酸缺失引起移码突变；受体转运障碍指某些突变干扰转录后修饰作用。胰岛素耐受性是非胰岛素依赖性糖尿病的一个重要的发病机制，对胰岛素有耐受性的患者，每天常需数千单位的胰岛素。

20. 解析： 本题考查**时辰药理学**。硝苯地平对心绞痛发作的疗效存在一定的昼夜节律。ECG 检测发现，日平均剂量 80mg 的硝苯地平对心肌缺血有明显的改善作用，几乎可完全取消通常于上午 6～12 时发生的心肌缺血高峰，对下午 21～24 时的心肌缺血保护作用强度明显不如前者。

21. 解析： 本题考查沙美特罗的结构特征。题中所给结构为**沙美特罗**，是**长效 β_2 受体激动药**，在肺中发挥作用。

22. 解析： 本题考查**第Ⅰ相生物转化**。药物的生物转化通常分为二相：第Ⅰ相生物转化（Phase Ⅰ），也称为药物的官能团化反应，是体内的酶对药物分子进行的**氧化、还原、水解、羟基化**等反应，在药物分子中引入或使药物分子暴露出极性基团，如羟基、羧基、疏基、氨基等。第Ⅱ相生物结合（Phase Ⅱ），是将第Ⅰ相中药物产生的极性基团与体内的内源性成分，如葡萄糖醛酸、硫酸、甘氨酸或谷胱甘肽，经共价键结合，生成极性大、易溶于水和易排出体外的结合物。但是也有药物经第Ⅰ相反应后，无需进行第Ⅱ相的结合反应，即排出体外。其中第Ⅰ相生物转化反应对药物在体内的活性影响最大。

23. 解析： 本题考查糖皮质激素类药物。人体内肾上腺皮质生物合成的糖皮质激素属于天然来源，主要有**可的松、氢化可的松**，其他糖皮质激素类药物属于人工合成品。

24. 解析： 本题考查**效价强度。效价强度是指能引起等效反应（一般采用 50% 效应量）的相对剂量或浓度**。效价强度用于作用性质相同的药物之间的等效剂量或浓度的比较，其值越小则强度越大。**效能和效价强度**反映药物的不同性质，两者具有不同的临床意义，常用于评价同类药物中不同品种的作用特点。用于作用性质相同的药物之间的等效剂量或浓度的比较，指能引起等效反应（一般采用 50% 效应量）的相对剂量或浓度，其值越小则强度越大。

25. 解析： 本题考查**药物在和生物大分子作用时的键合方式**。一般是通过键合的形式进行结合：①**范德华力、氢键、疏水键、偶极－偶极相互作用均属于非共价键的键合类型，均为可逆的结合形式**；②**共价键键合是一种不可逆的结合形式**。

26. 解析： 本题考查头孢菌素类药物。题中所给结构，只有选项 B 含有 1,4－环己二烯结构。

27. 解析： 本题考查**贴剂的优点**。药物口服从胃肠道吸收进入血液后，首先要通过肝脏，才能分布到全身。这期间，在胃肠道和肝脏进行的药物代谢，被称为**首关效应**。贴剂避免了口服给药可能发生的肝首关效应及胃肠灭活，药物可长时间持续扩散进入血液循环，提高了治疗效果。

28. 解析：本题考查**药物的剂量与效应关系**。治疗量下会产生副作用。副作用是指在药物按正常用法、用量使用时，出现的与治疗目的无关的不适反应。副作用是药物固有的药理作用所产生的，由于药物作用的选择性低，药理效应涉及多个靶器官，当某一效应用作治疗目的时，其他效应就成为副作用。药物的副作用随用药目的变化而变化，一般反应较轻微并可预料，多数可以恢复。例如，**阿托品**用于**解除胃肠痉挛时，会引起口干、心悸、便秘等副作用；用于麻醉前给药时，其抑制腺体分泌作用可减少呼吸道分泌，可以防止分泌物阻塞呼吸道及吸入性肺炎的发生，从而成为治疗作用，此时松弛胃肠平滑肌所致腹胀又成副作用。**

29. 解析：本题考查外界因素光线对药物制剂稳定性的影响。许多酚类药物在光线作用下易氧化，如肾上腺素、吗啡、苯酚、可待因等。有些药物分子受辐射（光线）作用使分子活化而产生分解，此种反应叫**光化降解**，其速度与系统的温度无关。这种易被光降解的物质叫光敏感物质。药物结构与光敏感性有一定的关系，如**酚类和分子中有双键的药物，一般对光敏感**。常见的对光敏感的药物有：硝普钠、氯丙嗪、异丙嗪、核黄素、氢化可的松、泼尼松、叶酸、维生素 A、维生素 B、辅酶 Q10、硝苯地平等。其中硝普钠对光极不稳定，临床上用 5% 的葡萄糖配制成 0.05% 的硝普钠溶液静脉滴注，在阳光下照射 10 分钟就分解 13.5%，颜色也开始变化，同时 pH 下降。室内光线条件下，本品半衰期为 4 小时。

30. 解析：本题考查**气雾剂的一般质量要求**。气雾剂的一般质量要求包括：①无毒性、无刺激性；②抛射剂为适宜的低沸点液体；③气雾剂容器应能耐受所需的压力，每压一次，必须喷出均匀的细雾状的雾滴或雾粒，并释放出准确的剂量；④泄露和压力检查应符合规定，确保安全使用；⑤烧伤、创伤、溃疡用气雾剂应无菌；⑥气雾剂应置凉暗处保存，并避免暴晒、受热、敲打、撞击。

31. 解析：本题考查**药品质量标准中的遇热不稳定的药品贮藏条件**。冷处：系指贮藏处温度为 2℃ ~ 10℃。例如，阿法骨化醇遇光、湿、热均易变质，要求遮光、充氮、密封、在冷处保存；再如，生化药品门冬酰胺酶（埃希）系自大肠埃希菌（E.coli AS 1.357）中提取制备的具有酰胺基水解作用的酶，要求遮光、密封、冷处保存；生长抑素为化学合成的由十四个氨基酸组成的环状多肽，要求遮光、密封、在冷处保存。特别说明，生物制品的贮藏要求更为严格，《中国药典》规定于 2℃ ~ 8℃ 保存和运输。个别品种甚至要求冷冻保存，如重组人胰岛素要求遮光、密闭、在 -15℃ 以下保存；再如重组人生长激素要求密闭、2℃ ~ 8℃ 保存，但重组人生长激素溶液则要求密闭、-20℃ 保存。

32. 解析：本题考查的知识点是**拮抗作用的类型**。①**药理性拮抗**是指当一种药物与特异性受体结合后，阻止激动剂与其结合，如 H_1 组胺受体拮抗药苯海拉明可拮抗 H_1 组胺受体激动药的作用；β 受体拮抗药可拮抗异丙肾上腺素的 β 受体激动作用，上述两药合用时的作用完全消失又称抵消作用，而两药合用时其作用小于单用时的作用则称为相减作用。如克林霉素与红霉素联用，红霉素可置换靶位上的克林霉素，或阻碍克林霉素与细菌核糖体 50s 亚基结合，从而产生拮抗作用。②**化学性拮抗**：肝素过量可引起出血，用静注鱼精蛋白注射液解救，因后者是带有强大阳电荷的蛋白，能与带有强大阴电荷的肝素形成稳定的复合物，使肝素的抗凝血作用迅速消失。③**生化性拮抗**：苯巴比妥诱导肝微粒体酶，使避孕药代谢加速，效应降低，使避孕的妇女怀孕。

33. 解析： 本题考查**苯二氮䓬类药物的稳定性**。**地西泮**等苯二氮䓬类药物的 1,2 位酰胺键和 4,5 位亚胺键在**酸性条件**下及**受热时**易发生 1,2 位或 4,5 位开环，两过程可同时进行，地西泮的最终开环产物为 2 - 甲氨基 - 5 - 氯 - 二苯甲酮及甘氨酸。4,5 位的开环反应是可逆性反应：在酸性条件下，发生水解开环；在**碱性条件**下，可以重新环合。在该类药物中这一过程具有规律性。如硝西泮、氯硝西泮等口服后在酸性的胃液中，4,5 位水解开环，开环化合物进入弱碱性的肠道，又闭环成原药。故该类药物拥有生物利用度高，作用时间长等特点。

34. 解析： 本题考查**吡罗昔康的构效关系**。①骨架为 **1,2 - 苯并噻嗪结构**，含有烯醇型羟基药效团，是第一个上市的昔康类药物；②口服吸收好，食物可降低吸收速度，但不影响吸收总量；血浆蛋白结合率高达 90%；经肝脏代谢，主要代谢物是吡罗昔康和 5' - 羟基吡罗昔康与葡萄糖醛酸结合物；平均半衰期为 50 小时（30～86 小时）；一次给药即可维持 24 小时的血药浓度相对稳定，多次给药易致蓄积；血药稳定浓度需在 7～12 天后。③用于治疗风湿性关节炎及类风湿关节炎，有明显的镇痛、抗炎及一定的消肿作用。萘普生的 S - 异构体的活性比 R - 异构体强，以 S - 异构体上市；萘丁美酮为非酸性的前体药物，其本身无环氧酶抑制活性。芳基丙酸类药物是在芳基乙酸的 α - 碳原子上引入甲基得到的，代表药物是布洛芬，目前临床上使用消旋体，但 S - 异构体的活性优于 R - 异构体。

35. 解析： 本题考查**影响药物毒性作用的因素**。药物的**脂水分配系数、电离度、溶解度**等理化性质都与毒性有关。其他因素属于机体方面的因素。

36. 解析： 本题考查**栓剂常用基质的种类、作用**。栓剂的基质主要分**油脂性基质**和**水溶性基质**两大类。油脂性基质包括：可可豆脂、半合成或全合成脂肪酸甘油酯（椰油酯、棕榈酸酯、混合脂肪酸甘油酯）等；水溶性基质包括：甘油明胶、聚乙二醇、泊洛沙姆等。

37. 解析： 解析：本题考查静脉滴注的药代动力学特征。

$$C_{ss} = \frac{k_0}{kV}$$

$$C = \frac{k_0}{kV}(1 - e^{-kt})$$

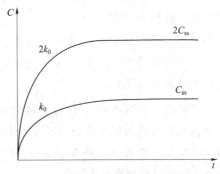

公式中可以看出，**稳态血药浓度的大小与静滴速度 k_0 成正比**，当 k_0 增加 1 倍，C_{ss} 也会增加 1 倍，如图所示。达到稳态血药浓度时，药物的消除速度等于药物的滴注速度 k_0。达到稳态血药浓度的 75% 所需要的滴注时间是 6 个生物半衰期。药物达到稳态的快慢（速度）由药物消除速率常数 k 或半衰期 $t_{1/2}$ 决定，与静脉滴注的速度 k_0 无关。

38. 解析： 本题考查**中药注射剂的安全性检查项目**。静脉用注射剂，均应设**细菌内毒素（或热原）检查项**。其中，化学药品注射剂一般首选细菌内毒素检查项；中药注射剂一般首选热原检查项，若该药本身对家兔的药理作用或毒性反应影响热原检测结果，可选择细菌内毒素检查项。影响因素实验和加速实验及长期实验属于药品稳定性检查项目。

39. 解析：本题考查《中国药典》对含量均匀度的检查规定。含量均匀度检查法：用于检查单剂量的固体、半固体和非均相液体制剂含量符合标示量的程度。除另有规定外，片剂、硬胶囊剂、颗粒剂或散剂等，每一个单剂标示量小于 25mg 或主药含量小于每一个单剂重量 25％ 者；药物间或药物与辅料间采用混粉工艺制成的注射用无菌粉末；内充非均相溶液的软胶囊；单剂量包装的口服混悬液、透皮贴剂和栓剂等品种项下规定含量均匀度应符合要求的制剂，均应检查含量均匀度。复方制剂仅检查符合上述条件的组分，多种维生素或微量元素一般不检查含量均匀度。凡检查含量均匀度的制剂，一般不再检查重（装）量差异；当全部主成分均进行含量均匀度检查时，复方制剂一般亦不再检查重（装）量差异。

40. 解析：本题考查半合成抗肿瘤药。对喜树碱和羟基喜树碱半合成改造的产物有**盐酸伊立替康、盐酸拓扑替康**，主要目的是提高水溶性。**伊立替康属于前药**。

[41～44] 解析：本题考查**药用辅料黏合剂的特点**。常用的黏合剂有淀粉浆（最常用黏合剂之一，常用浓度 8％～15％，价廉、性能较好）、**甲基纤维素**（MC，水溶性较好）、**羟丙基纤维素**（HPC，可作粉末直接压片黏合剂）、羟丙基甲基纤维素（HPMC，溶于冷水）、羧甲基纤维素钠（CMC－Na，适用于可压性较差的药物）、**乙基纤维素**（EC，不溶于水，但溶于乙醇）、**聚维酮**（PVP，吸湿性强，可溶于水和乙醇）、**明胶、聚乙二醇**（PEG）等。

[45～47] 解析：本题考查药物的结构及特点。**阿昔洛韦**结构为开环的鸟苷类似物，是治疗各种疱疹病毒感染的首选药物。**头孢克洛**为头孢氨苄 **C3** 位被氯替代得到的可口

服的半合成头孢菌素。**克拉维酸**结构中含有**β－内酰胺环**，通过抑制 β－内酰胺酶，可增加阿莫西林等 β－内酰胺类药物的抗菌效果。

[48～49] 解析：本题考查**影响药物作用的因素**。药物结构中含有手性原子时，手性原子上的基团在空间排列上会存在不同的方向，即立体结构有所不同，这种立体结构不同可以造成对映异构体之间药理活性、强度、毒性等方面存在差异。非特异性结构药物的药效与结构关系不大，其药效主要由理化性质决定，其中吸入性全身麻醉药就属于**结构非特异性药物**，影响其药效的理化性质主要是脂水分配系数。

[50～54] 解析：本题考查**常用药物辅料**。骨架材料常用一些天然与合成的高分子材料，如**亲水性聚乙烯醇和疏水性聚硅氧烷**。**保护膜材料**常用聚乙烯、聚丙烯、聚碳酸酯、**聚四氟乙烯等塑料薄膜**。药库材料可以用单一材料，也可用多种材料配制的软膏、凝胶或溶液，如卡波姆、HPMC、PVA 等，各种压敏胶和骨架材料也同时可以是药库材料。故 50 题选 B。常用的压敏胶有聚异丁烯（PIB）类、丙烯酸类和硅橡胶。故 51 题选 C。经皮给药制剂中的控释膜可分为均质膜和微孔膜。用作均质膜的高分子材料有乙烯－醋酸乙烯共聚物和聚硅氧烷等。微孔膜有聚丙烯拉伸微孔膜等。故 52 题选 A。常用的防黏材料有聚乙烯、聚苯乙烯、聚丙烯、聚碳酸酯、聚四氟乙烯等高聚物的膜材。故 53 题选 E。背衬材料常用多层复合铝箔，即由铝箔、聚乙烯或聚丙烯等膜材复合而成的双层或三层复合膜。其他可以使用的背衬材料还有 PET、高密度 PE、聚苯乙烯等。故 54 题选 D。

[55～57] 解析：本题考查**药物检测方法**。**熔点**可用于鉴别药物，也反映药物的纯度。**旋光度**可用于手性药物的鉴别、杂质检

查和含量测定。**化合物的红外吸收光谱具有人指纹一样的特征专属性，几乎没有两个化合物具有相同的红外光谱。由于红外光谱的特征性强，《中国药典》及世界各国药典广泛使用红外光谱法，采用对照品法或标准图谱法进行比较鉴别。**

[58~62] 解析：本题考查**药物不良反应典型案例**。①若长期应用广谱抗生素如四环素，由于许多敏感的菌株被抑制，而使肠道内菌群间的相对平衡状态遭到破坏，以致于一些不敏感的细菌如耐药性的葡萄球菌大量繁殖，则可引起葡萄球菌假膜性肠炎；或使白色念珠菌等真菌大量繁殖，引起白色念珠菌等的继发性感染，此称**二重感染，属于继发反应**。②**特异质反应**也称特异性反应，是因先天性遗传异常，少数病人用药后发生与药物本身药理作用无关的有害反应。该反应与遗传有关，与药理作用无关。大多是由于机体缺乏某种酶，药物在体内代谢受阻所致反应。如假性胆碱酯酶缺乏者，应用琥珀胆碱后，由于延长了肌肉松弛作用而常出现呼吸暂停反应。③对于**治疗窗比较大**的抗生素类药物，较大的峰浓度对早期杀菌和抑制耐药性的产生都有益处，在总剂量和 C_{av} 一定的情况下，可以选择较大给药间隔的给药方案。④**老年人肝血流减小，肝药酶活性降低，对药物的耐受性减弱**。⑤**反复用药引起人体心理或者生理上对药物的依赖状态是依赖性**。

[63~64] 解析：本题考查**剂型和吸收的关系**。**栓剂**系指药物与适宜基质等制成供腔道给药的固体外用制剂。栓剂因施用腔道的不同，分为直肠栓、阴道栓、尿道栓。直肠栓为圆锥形或圆柱形等；阴道栓为鸭嘴形、球形或卵形等；尿道栓一般为棒状。直肠是栓剂的良好吸收部位。大肠是由盲肠、结肠和直肠组成。**结肠是治疗结肠疾病的释药部位，多肽类药物可以结肠作为口服的吸收部**位。**结肠降解酶少，是蛋白质多肽类较理想的吸收部位**。

[65~67] 解析：本题考查**肾上腺素受体激动药**。拟肾上腺素药物是一类化学结构与肾上腺素相似的胺类药物，能产生与肾上腺素能神经兴奋相似的效应，根据作用受体与机制的不同，分为 α、β 受体激动药、α 受体激动药和 β 受体激动药。去氧肾上腺素和甲基多巴属于 α 受体激动药。异丙肾上腺素为非选择性 β 受体激动药，为人工合成品，其外消旋体盐酸盐临床用于治疗支气管哮喘发作。**盐酸多巴酚丁胺为选择性心脏 β₁ 受体激动药，其正性肌力作用比多巴胺强，对 β₂ 受体和 α 受体兴奋性较弱**。将异丙肾上腺素苯核 3 位的酚羟基用羟甲基取代，N 原子上的异丙基用叔丁基取代，得到**沙丁胺醇**，其化学稳定性增加，β₂ 受体的选择性增强。市售的沙丁胺醇是外消旋体，常用其硫酸盐。

[68~70] 解析：本题考查**抗氧剂**。常用的水溶性抗氧剂有亚硫酸钠、亚硫酸氢钠、焦亚硫酸钠、硫代硫酸钠、硫脲、维生素C、半胱氨酸等。常用的油溶性抗氧剂有叔丁基对羟基茴香醚（BHA）、2,6 - 二叔丁基对甲酚（BHT）、维生素 E 等。焦亚硫酸钠和亚硫酸氢钠适用于弱酸性溶液；亚硫酸钠常用于偏碱性药物溶液；硫代硫酸钠在酸性药物溶液中可析出硫细颗粒沉淀，故只能用于碱性药物溶液。油溶性抗氧剂适用于油溶性药物如维生素 A、维生素 D 制剂的抗氧化。

[71~72] 解析：本题考查凡例对溶解度的定义。"易溶"系指溶质1g（ml）能在溶剂 1~不到10ml 中溶解；"溶解"系指溶质1g（ml）能在溶剂 10~不到30ml 中溶解；"微溶"系指溶质1g（ml）能在溶剂 100~不到1000ml 中溶解；"几乎不溶"或"不溶"均系指溶质1g（ml）在溶剂10000ml 中不能完全溶解。

[73～74] 解析：本题考查喷鼻剂典型处方分析。①在本处方中，**富马酸酮替芬为主药**；**亚硫酸氢钠为抗氧剂，三氯叔丁醇为防腐剂**。②本品采用手动泵喷雾瓶，剂量准确，药液分布面积广，起效快，可迅速缓解鼻塞、流涕等临床症状。用于过敏性鼻炎。

[75～77] 解析：本题考查不同模型不同给药方式的药动学公式。单室模型静脉注射给药的血药浓度随时间变化的公式是 $C = C_0 e^{-kt}$。单室模型静脉滴注给药的血药浓度随时间变化的公式是 $C = \dfrac{k_0}{kV}(1 - e^{-kt})$。**单室模型血管外给药的血药浓度随时间变化的公式是 $C = \dfrac{k_a F X_0}{V(k_a - k)}(e^{-kt} - e^{-k_a t})$**。双室模型血管外给药的药物浓度与时间关系的简化式为：$C = N e^{-k_a t} + L e^{-\alpha t} + M e^{-\beta t}$。**双室模型静脉注射给药的血药浓度随时间变化的公式是 $C = A e^{-\alpha t} + B e^{-\beta t}$**。

[78～79] 解析：本题考查**单抗类药物和基因筛查**。群司珠单抗是一种治疗晚期乳腺癌的单克隆抗体，只有对于肿瘤细胞 $HER-2$ 基因高表达的患者使用才可达到较理想的治疗效果，因此患者在接受该种治疗前要先进行标志物检测。**奥美拉唑是 $H^+, K^+ - ATP$ 酶抑制药**，用于治疗消化道溃疡及消化道反流，其单剂量药动学研究中，亚洲人的 AUC 比白种人增加近 40%，这种差异是由药物的不同代谢率引起的。

[80～81] 解析：本题考查药物制剂的附加剂。PLGA 为 FDA 批准的**生物可降解载体材料**，磷脂是静脉注射用脂肪乳的**乳化剂和脂质体的膜材**。

[82～84] 解析：本题考查**鼻用制剂的质量要求**。混悬型滴鼻剂应作沉降体积比检查；单剂量包装的鼻用固体或半固体制剂应作装量差异检查；定量鼻用气雾剂、鼻用喷雾剂及多剂量储库型鼻用粉雾剂应做递送剂量均一性检查。

[85～87] 解析：本题考查**仿制药质量一致性评价**：药品晶型与杂质模式研究、药物溶出度评价、仿制药人体生物等效性试验。药物的体外溶出度试验对于指导药物制剂的研发，评价制剂批间、批内质量的一致性，以及评价药品处方工艺变更前后质量和疗效的一致性等，具有重要价值。药物质量的一致性评价，大都可以采用试验制剂与参比制剂在不同溶出介质中的溶出度一致性进行评价。对于大多数药物而言，**生物等效性研究着重考察药物自制剂释放进入体循环的过程**，通常将受试制剂在机体内的暴露情况与参比制剂进行比较，以药代动力学参数为终点评价指标的生物等效性研究。以下特殊情况可采用药效动力学研究、临床研究和体外研究法：①在药代动力学研究方法不适用的情况下，可采用**经过验证的药效动力学研究方法进行生物等效性研究**；②当上述方法均不适用时，可采用以**患者临床疗效为终点评价指标的临床研究方法验证**等效性；③在特殊情况下，如需评价在肠道内结合胆汁酸的药物的生物等效性时，可采用**体外研究法**。但对于进入循环系统起效的药物，不推荐采用体外研究的方法评价等效性。

[88～92] 解析：本题考查**抗溃疡药物的结构特征**。含有咪唑环的是**西咪替丁**；含有呋喃环的是**雷尼替丁**；含有噻唑环的是**法莫替丁**；含有苯并咪唑环的是**奥美拉唑**；含有芳伯胺的是**甲氧氯普胺**。

[93～95] 解析：本题考查**药物引起的肝损害类型**。主要包括脂肪肝、肝坏死、胆汁淤积、纤维化及肝硬化及慢性坏死性肝炎。药物性肝损害类型及常见诱发药物如下：

肝损害类型	诱发药物
脂肪肝	乙醇、丙戊酸钠、甲氨蝶呤、四环素、α-甲基多巴、胺碘酮

续表

肝损害类型	诱发药物
肝细胞坏死	乙醇、对乙酰氨基酚、抗代谢药、烷化剂、异烟肼、苯妥英钠、丙基硫氧嘧啶、氟烷、维拉帕米、摇头丸等
胆汁淤积	氯丙嗪、环孢素、同化类固醇、甲基睾丸素、红霉素脂化剂、复方新诺明等
纤维化及肝硬化	乙醇、维生素 A、酚噻嗪类、甲磺丁脲、同化类固醇等
慢性坏死性肝炎	氟烷、左旋多巴、异烟肼、磺胺药、氯丙嗪、呋喃妥因等

[96～100] 解析：本题考查**药物代谢途径**。维生素 C 降解的主要途径是**氧化**；乙酰**水杨酸水解主要是水杨酸**；毛果芸香碱在碱性条件下异构生成异毛果芸香碱；氨苄西林聚合产生过敏物质；**对氨基水杨酸**在光、热、水分存在的条件下很易**脱羧**。

101. 解析：本题考查酮康唑类结构特征。此类药物化学结构特点多数可以看作为乙醇取代物，其中羟基多为醚化，C－1 与芳核直接相连，C－2 与咪唑基联结，因而 C－1 是手性碳，此类药物应具有旋光性，但临床使用的药物多数为消旋体。**酮康唑分子中含有乙酰哌嗪和缩酮结构**。

102. 解析：本题考查 CYP 的诱导和抑制作用类型。CYP 抑制剂大致可分为三种类型，即可逆性抑制剂、不可逆性抑制剂和类不可逆性抑制剂。含氮杂环，如咪唑、吡啶等，可以和血红素中的铁离子螯合，形成可逆性的作用，因此对 CYP 具有可逆抑制作用。抗真菌药物酮康唑对 CYP51 和 CYP3A4 可产生可逆性抑制作用。

103. 解析：本题考查**抗肿瘤药**。来源于**天然产物的药物**是指从天然产物中提取得到的有效单体、通过发酵方法得到的抗生素以及半合成得到的天然药物和半合成抗生素。这些药物中，有些是直接从天然的植物，如草、叶、根、茎、皮等中提取得到的天然活

性物质；有的是通过生物发酵得到的抗生素；但有很大一部分是以天然活性物质或抗生素为原料通过化学半合成或生物合成的方法得到的半合成天然药物或半合成抗生素。**多西他赛属于半合成天然药物**。

104. 解析：本题考查**增溶剂**。**紫杉醇**由于水溶性小，其注射剂通常加入表面活性剂作增溶剂，例如，**聚环氧化蓖麻油**等。

105. 解析：本题考查**多西他赛的结构**。多西他赛是由 10－去乙酰基浆果赤霉素进行半合成得到的又一个紫杉烷类抗肿瘤药，结构上与紫杉醇有两点不同：**一是 10 位碳上的取代基，二是 3′位上的侧链**。多西他赛的水溶性比紫杉醇好，毒性较小，但抗肿瘤谱更广，对除肾癌、结肠癌、直肠癌以外的其他实体肿瘤都有效。

106. 解析：本题考查脂质体的种类。**采用 PEG 修饰的脂质体才是长循环脂质体**。其他选项正确。

107. 解析：本题考查脂质体的处方分析：两性霉素 B 为主药，**氢化大豆卵磷脂与二硬脂酰磷脂酰甘油为脂质体骨架材料**，胆固醇用于改善脂质体膜流动性，提高制剂稳定性。**蔗糖配制成溶液用于制备脂质体。维生素 E 为抗氧化剂，六水琥珀酸二钠用作缓冲剂**。

108. 解析：本题考查口服散剂的质量要求。口服散剂在生产和贮藏期间应符合下列要求：①**供制散剂的药物均应粉碎**。除另有规定外，口服散剂应为细粉。②**散剂应干燥、疏松、混合均匀、色泽一致**。制备含有毒性药、贵重药或药物剂量小的散剂时，应采用配研法混匀并过筛。③**散剂可单剂量包（分）装和多剂量包装**，多剂量包装者应附分剂量的用具。含有毒性药的口服散剂应单剂量包装。④**散剂中可含或不含辅料**。口服散剂需时亦可加矫味剂、芳香剂、着色剂等。

109. 解析：本题考查**药物的结构与作用**。对映体异构体之间产生相同的药理活性，但强弱不同：两个对映体有相似的药理活性，但作用强度有明显的差异。例如抗菌药物**氧氟沙星**其 $S-(-)-$ 对映异构体对细菌 DNA 旋转酶抑制活性是 $R-(+)-$ 对映异构体的 9.3 倍，是消旋体的 1.3 倍。氧氟沙星的吗啉环上含有一个手性碳原子，甲基在母核平面的取向不同，导致与酶活性中心结合的能力不同，故而抑制酶的活性不同。现**左氧氟沙星已经取代了市场上使用的消旋氧氟沙星**。

110. 解析：本题考查**典型案例分析**。蒙脱石散剂可清除多种病原体及毒素，加强与修复消化道及其黏膜屏障。但是胃肠道并不能够吸收蒙脱石散，蒙脱石散会在胃肠道表面形成保护膜，令抗菌药物的作用无法发挥。**抗菌药物和蒙脱石散同服，将有可能会被其吸附，并伴粪便排出体外。因此，蒙脱石散与抗菌药物联用时，中间至少间隔 1 小时**。

111. 解析：本题考查**磺胺类药物**。磺胺类药物作用的靶点是细菌的二氢叶酸合成酶（DHFAS），使其不能充分利用对氨基苯甲酸合成叶酸。抗菌增效剂甲氧苄啶（TMP）是二氢叶酸还原酶可逆性抑制药。**对氨基苯磺酰胺为必需结构**，芳氨基上的取代基对抑菌活性有较大的影响。磺胺甲基异噁唑（SMZ）抗菌谱广，抗菌作用强，对多数革兰阳性菌和革兰阴性菌具有抗菌活性。可与抗菌增效剂甲氧苄啶（TMP）按 5∶1 比例配伍合用，其抗菌作用可增强数倍至数十倍，称为复方新诺明。磺胺嘧啶的特点是可进入脑脊液浓度超过血药浓度一半可达到治疗浓度。磺胺嘧啶分子有较强酸性，可以制成钠盐和银盐，磺胺嘧啶银盐可预防和治疗重度烧伤的感染。

112. 解析：本题考查**混悬剂的优点**。混悬剂有助于难溶性药物制成液体制剂，并提高药物的稳定性。混悬剂中的药物以固体微粒的形式存在，可以提高药物的稳定性。相比于固体制剂更加便于服用。混悬液属于粗分散体，可以掩盖药物的不良气味。产生长效作用，混悬剂中的难溶性药物的溶解度低，从而导致药物的溶出速度低，达到长效作用。**布洛芬口服混悬剂中布洛芬为主药，甘油为润湿剂，羟丙基甲基纤维素为助悬剂，山梨醇为甜味剂，枸橼酸为 pH 调节剂，水为溶剂**。布洛芬口服易吸收，但受饮食影响较大，而混悬剂因颗粒分布均匀，受食物影响小，对胃肠刺激小，尤其易于分剂量给药，患者顺应性好。

113. 解析：本题考查**气雾剂的典型案例分析**。方组成中盐酸异丙肾上腺素为主药，其在抛射剂中溶解性能差，**加入乙醇做潜溶剂，可增加其溶解性**。维生素 C 为抗氧剂。抛射剂的选择与用量应根据要求喷出颗粒的大小来决定，抛射剂的压力可通过计算或查表得知，压力大粒子小，抛射剂量多粒子小。

114. 解析：本题考查**量反应的特点**。量反应为药理效应的强弱呈连续性量的变化，可用数量或最大反应的百分率表示。质反应为药理效应不是随着药物剂量或浓度的增减呈连续性量的变化，而为反应的性质变化。一般以阳性或阴性、全或无的方式表示。

115. 解析：本题考查**药品检验结果中的复检项目**。检验结果不合格或处于临界值边缘的项目，除规定以一次检验结果为准不宜复检的项目（如重量差异、装量差异、无菌、热原、细菌内毒素等）外，一般应予复检。

116. 解析：本题考查**输液微粒的解决办法**。**微粒产生的原因如下：①原料与附加剂质量问题**：原料与附加剂质量对澄明度影响较显著，因此，原辅料的质量必须严格控制；**②胶塞与输液容器质量问题**：胶塞与输液容器质量不好，在储存中有杂质脱落而污染药液；**③工艺操作中的问题**：如生产车间空气洁净度差，输液瓶、丁基胶塞等容器和附件洗涤不净，滤器选择不当，滤过方法不好，灌封操作不合要求，工序安排不合理等；

④医院输液操作以及静脉滴注装置的问题：无菌操作不严、静脉滴注装置不净或不恰当的输液配伍都可引起输液的污染；⑤还有丁基胶塞的硅油污染问题等。解决办法：①按照输液用的原辅料质量标准，严格控制原辅料的质量；②提高丁基胶塞及输液容器质量；③尽量减少制备生产过程中的污染，严格灭菌条件，严密包装；④合理安排工序，加强工艺过程管理，采取单向层流净化空气，及时除去制备过程中新产生的污染微粒，采用微孔滤膜滤过和生产联动化等措施，以提高输液的澄明度；⑤在输液器中安置终端过滤器（0.8μm 孔径的薄膜），可解决使用过程中微粒污染问题。

117. 解析：本题考查**铂类药物的构效关系**。顺铂的水溶性差，有严重的**肾脏、胃肠道毒性、耳毒性及神经毒性**。卡铂的药动学和顺铂有三点不同：一是血清蛋白结合率，卡铂仅 24%，而顺铂在 90% 以上；二是可超滤的非结合型铂半衰期，卡铂为 6 小时，而顺铂很短，血中浓度迅速降低；三是尿排泄量，一日中尿排泄量，卡铂为 6.5%，而顺铂为 16%～35%，因此两者的肾脏毒性有明显差异。在对大量铂类化合物抗肿瘤活性研究中，总结出这类化合物的构效关系：①取代顺铂中氯的配位体要有适当的水解速率，且双齿配位体较单齿配位体活性高；②烷基伯胺或环烷基伯胺取代顺铂中的氨，可明显增加治疗指数；③中性配合物要比离子配合物活性高；④平面正方形和八面体构型的铂配合物活性高。

118. 解析：本题考查**药物的结构与毒副作用中代谢产物产生毒副作用**。含有**苯胺、苯酚等结构药物的代谢**：药物结构中常含有苯胺（包括 N－烷基哌啶和 N－苯基哌嗪）、苯酚（包括苯氧烷基）、p－胺基酚和 p－胺苯甲基等片段，若苯环的 π 电子云有足够的电荷密度，若分子中无其他易发生代谢的位

点，上述结构就可能被 CYP450 氧化成具有较强亲电性的 p－或 o－醌、亚胺－醌或次甲基－醌等结构，这些基团可与蛋白的亲核基团发生取代或加成反应，生成不可逆的共价结合产物，因此，可代谢生成醌、亚胺－醌和次甲基－醌的结构具有产生毒性或引发特质性反应的潜在风险。非甾体抗炎药**双氯芬酸**的结构中含有二苯胺片段，非三环类抗抑郁药奈法唑酮结构中含有苯基哌嗪片段，β 受体拮抗药普拉洛尔在体内的代谢活化首先生成 O－去烷基化生成化合物（对乙酰氨基酚），继之氧化生成亚胺－醌式结构化合物。

119. 解析：本题考查生物利用度与生物等效性。**生物利用度**是新药开发与研究的基本内容，是反映药物及其制剂临床治疗效果内在质量的重要指标。它强调反映药物活性成分到达体循环的相对量和速度，是新药研究过程中选择合适给药途径和确定用药方案的重要依据之一。**生物等效性**也是评价药物或制剂质量的重要指标，它侧重于与预先确定的等效标准和限度进行比较，保证含同一药物活性成分的不同制剂体内行为的一致性，用以判断新研发产品是否可替换已上市药品。**药学等效不一定意味着生物等效**，因为辅料的不同或生产工艺差异等可能会导致药物溶出或吸收行为的改变。**当吸收速度的差别没有临床意义时，某些药物制剂其吸收程度相同而速度不同也可以认为生物等效。**

120. 解析：本题考查**药物化学结构与生物活性**。药物在与作用靶标相互作用时，一般是通过**键合**的形式进行结合，这种键合形式有**共价键和非共价键**两大类。共价键的结合形式是药物与作用靶标形成**不可逆**的共价键结合，这种情况比较少见。但在大多数情况下，药物与作用靶标**结合是可逆的**，主要的结合方式有：**离子键、氢键、离子－偶极、偶极－偶极、范德华力、电荷转移复合物和疏水作用等**。

预测试卷（三）答案与解析

题号	1	2	3	4	5	6	7	8	9	10
答案	D	D	E	A	A	D	E	D	D	A
题号	11	12	13	14	15	16	17	18	19	20
答案	C	E	D	B	C	D	B	B	E	D
题号	21	22	23	24	25	26	27	28	29	30
答案	C	A	A	E	B	E	D	A	A	A
题号	31	32	33	34	35	36	37	38	39	40
答案	D	D	C	A	C	D	C	A	B	B
题号	41	42	43	44	45	46	47	48	49	50
答案	C	B	A	A	D	A	B	D	E	B
题号	51	52	53	54	55	56	57	58	59	60
答案	B	A	C	C	A	A	B	C	A	B
题号	61	62	63	64	65	66	67	68	69	70
答案	D	E	C	A	C	C	B	D	C	B
题号	71	72	73	74	75	76	77	78	79	80
答案	D	B	A	B	D	E	A	C	A	D
题号	81	82	83	84	85	86	87	88	89	90
答案	D	A	E	A	B	D	C	D	E	C
题号	91	92	93	94	95	96	97	98	99	100
答案	B	E	D	A	D	B	A	C	D	E
题号	101	102	103	104	105	106	107	108	109	110
答案	B	A	B	A	C	C	E	B	B	C
题号	111	112	113	114	115	116	117	118	119	120
答案	BDE	BDE	BCD	BDE	BCE	BCE	ABCDE	ABCDE	ADE	ABD

1. 解析：本题考查非典型抗精神病药物**氯氮平**。对吩噻嗪类的噻嗪环用生物电子等排体原理进行结构改造，将 6 元环扩为七元环二氮䓬环得到氯氮平。氯氮平对脑内 5 - HT_{2A} 受体和多巴胺 DA_1 受体的拮抗作用较强，对多巴胺 DA_4 受体的也有拮抗作用，对多巴胺 DA_2 受体的拮抗作用较弱，此外还有抗 M_1 胆碱受体、组胺 H_1 受体及 α 肾上腺素受体作用，锥体外系反应及迟发性运动障碍较轻，一般不引起血中泌乳素增高。能直接抑制脑干网状结构上行激活系统，具有强大镇静催眠作用，用于治疗多种类型的神经分裂症。主要代谢产物有 N - 去甲基氯氮平、氯氮平的 N - 氧化物等。

2. 解析：本题考查注射剂的特点。注射剂的特点：**药效迅速、剂量准确、作用可靠；可适用于不宜口服给药的患者和不宜口服的药物；可发挥局部定位作用**。但注射给药不方便，注射时易引起疼痛；易发生交叉污染，安全性不及口服制剂；制造过程复杂，对生产的环境及设备要求高，生产费用较大，价格较高。

3. 解析：本题考查**给药方案设计**。当首剂量等于维持剂量的 **2 倍**时，血药浓度迅速能够达到稳态血药浓度。

4. 解析：本题考查**微囊囊材的分类**。微囊常用的囊材可分为天然的、半合成或合成的高分子材料三大类：①**天然高分子囊材：明胶、阿拉伯胶、海藻酸盐、壳聚糖**。②**半合成高分子囊材：羧甲基纤维素盐、醋酸纤维素酞酸酯（CAP）、乙基纤维素、甲基纤维素、羟丙基甲基纤维素**。③**合成高分子囊材：聚酰胺、硅橡胶、聚丙烯酸树脂、聚乙烯醇**等。

5. 解析：本题考查**药物的作用机制**。磺胺类药物作用的靶点是细菌的**二氢叶酸合成酶**，使其不能充分利用对氨基苯甲酸合成叶酸。**抗菌增效剂甲氧苄啶（TMP）是二氢叶酸还原酶可逆性抑制剂**，阻碍二氢叶酸还原为四氢叶酸。当磺胺类药物和抗菌增效剂甲氧苄啶一起使用时，磺胺类药物能阻断二氢叶酸的合成，而甲氧苄啶又能阻断二氢叶酸还原成四氢叶酸。两者合用，可产生协同抗菌作用，使细菌体内叶酸代谢受到双重阻断，抗菌作用增强数倍至数十倍。

6. 解析：本题考查**仿制药质量一致性评价**。**生物等效性**是指在相似的试验条件下单次或多次给予相同剂量的试验药物后，受试制剂中药物的吸收速度和吸收程度与参比制剂的差异在可接受范围内，即无显著性差异。仿制药人体生物等效性试验以药物在人体内的药动学参数作为终点评价指标。生物等效性研究方法按照研究方法评价效力，其优先顺序为药代动力学研究、药效动力学研究、临床研究和体外研究。

7. 解析：本题考查引起**耳毒性的药物种类**。氨基糖苷类抗生素、非甾体抗炎药、高效利尿药、抗疟药和抗肿瘤药等均有耳毒性，大环内酯类、万古霉素、四环素等也有致听力损害的报道。

8. 解析：本题考查**片剂崩解剂**。常用的崩解剂有：**干淀粉**（适于水不溶性或微溶性药物）、**羧甲淀粉钠**（CMS - Na，高效崩解剂）、**低取代羟丙基纤维素**（L - HPC，吸水迅速膨胀）、**交联羧甲基纤维素钠**（CCMC - Na）、**交联聚维酮**（PVPP）和**泡腾崩解剂**（碳酸氢钠和枸橼酸组成的混合物，也可以用柠檬酸、富马酸与碳酸钠、碳酸钾、碳酸氢钾）等。**羟丙基甲基纤维素、乙基纤维素为释放调节剂**。**糊精为填充剂**。**滑石粉为润滑剂**。

9. 解析：本题考查昂丹司琼结构特点及临床应用。**盐酸昂丹司琼是由咔唑酮和 2 - 甲基咪唑组成**，咔唑环上的 3 位碳具有手性，

其中 R - 异构体的活性较大，临床上使用外消旋体。昂丹司琼为强效、高选择性的 5 - HT_3 受体拮抗剂。对 5 - HT_1 受体、5 - HT_2 受体、肾上腺素 α_1 受体、α_2 受体、β_1 受体、胆碱受体、GABA 受体、组胺 H_1 受体、组胺 H_2 受体、神经激肽受体等都无拮抗作用。癌症病人因化学治疗或放射治疗引起的小肠与延髓的 5 - HT 释放，通过 5 - HT_3 受体引起迷走神经兴奋而导致呕吐反射。昂丹司琼可用于治疗癌症病人的恶心呕吐症状，辅助癌症病人的药物治疗，其止吐剂量仅为甲氧氯普胺有效剂量的 1%；无锥体外系的副作用，毒副作用极小。昂丹司琼还用于预防和治疗手术后的恶心和呕吐。

10. 解析：本题考查《中国药典》性状项下记载的项目。药物的性状查验是药品质量检验工作的**第一步**。药物的性状包括**外观、溶解度及物理常数**。外观系对药品的形态、色泽、嗅味等感官感知的物理属性的规定；溶解度是药品的一种物理性质；**物理常数**则是药物固有的物理特性常数，是评价药品质量的主要客观指标之一，主要包括**熔点和旋光度**。

11. 解析：本题考查口服片剂常用的释放调节剂。口服片剂常用的释放调节剂主要分为骨架型、包衣膜型缓控释放高分子和增稠剂等。其中，包衣膜型释放调节剂包括不溶性高分子材料和肠溶性高分子材料。肠溶性高分子材料：如丙烯酸树脂 L 和 S 型、醋酸纤维素酞酸酯（CAP）、醋酸羟丙基甲基纤维素琥珀酸酯（HPMCAS）和羟丙基甲基纤维素酞酸酯（HPMCP）等。

12. 解析：本题考查临床上不合理用药引起药源性疾病。①不了解患者的用药史；②联合用药时，忽视药物间的相互作用；③不注意患者原有疾病及机体重要脏器的病理基础，给予对重要脏器有损害的药物；④无明确治疗目的的用药，不了解药物的药

理特点；⑤患者未经医师许可擅自用药，加大剂量或和多种药物同时应用；⑥用药时间过长，剂量偏大，因药物蓄积致药物中毒；⑦对老年患者、体弱患者或幼儿未作适当的剂量调整致药物过量或中毒；⑧用药方法和剂量选择不当，引起变态反应；⑨由于经济利益驱使，处方者用药面较少或过杂，未能考虑用药者利益。A、B、C、D 四个选项属于诱发药源性疾病的机体易感因素。

13. 解析：本题考查片剂的常用辅料。**常用的稀释剂（填充剂）**主要有淀粉、乳糖、蔗糖、预胶化淀粉、微晶纤维素、无机盐类和甘露醇等。一些药物的剂量有时只有几毫克甚至更少，不适于片剂成型及临床给药。因此，凡主药剂量小于 50mg 时需要加入一定剂量的稀释剂（亦称填充剂）。理想的稀释剂应具有化学惰性和生理学惰性，且不影响药物有效成分的生物利用度。**常用的稀释剂主要有淀粉**（包括玉米淀粉、小麦淀粉、马铃薯淀粉，以玉米淀粉最为常用。性质稳定、吸湿性小，但可压性较差）、乳糖（性能优良，可压性、流动性好）、糊精（较少单独使用，多与淀粉、蔗糖等合用）、蔗糖（吸湿性强）、预胶化淀粉（又称可压性淀粉，具有良好的可压性、流动性和自身润滑性）、**微晶纤维素（MCC，具有较强的结合力与良好的可压性，亦有"干黏合剂"之称）、无机盐类（包括磷酸氢钙、硫酸钙、碳酸钙等，性质稳定）**和甘露醇（价格较贵，常用于咀嚼片中，兼有矫味作用）等。

14. 解析：本题考查紫外 - 可见分光光度法。紫外 - 可见分光光度法测定药物含量时使用**对照品**作为标准物质。

15. 解析：本题考查**药物对免疫系统毒性的Ⅱ型变态反应**。Ⅱ型变态反应又称**溶细胞型反应**，涉及的抗原比较复杂，药物、病毒或自身抗原都可成为变应原，刺激机体产

生 IgG 或 IgM 抗体，抗体可特异性地结合到位于细胞表面的抗原上，活化补体、溶解靶细胞、诱导粒细胞浸润及吞噬作用，引起组织损伤。Ⅱ型变态反应主要涉及血液系统疾病和自身免疫病，如服用"氧化性"药物非那西丁等可导致免疫性溶血性贫血。

16. 解析：本题考查药物制剂的稳定性及其降解途径。含有碳碳双键的药物，如维生素 A 或维生素 D 的氧化是典型的游离基链式反应。**易氧化药物要特别注意光、氧、金属离子对其的影响，以保证产品质量。**

17. 解析：本题考查**平均稳态血药浓度**。是一个重复给药情况下非常有用的参数，所谓平均并非最高值与最低值的代数平均值，它的定义为：**重复给药达稳态后，在一个给药间隔时间内血药浓度－时间曲线下的面积除以给药间隔时间的商值。**

18. 解析：本题考查**给药部位与吸收途径。①静脉注射：**药物直接进入血液循环，无吸收过程，生物利用度为 100%；**②肌内注射：**有吸收过程，药物经结缔组织扩散，再由毛细血管和淋巴吸收进入血液循环；**③皮下注射：**吸收较肌内注射慢，因皮下组织血管较少及血流速度比肌肉组织慢；**④皮内注射：**是将药物注射到真皮中，此部位血管稀且小，吸收差，只用于诊断与过敏试验，注射量在 0.2ml 以内。

19. 解析：本题考查含量均匀度检查。要求进行含量均匀度检查的有：**含量过少的制剂（含量少于 25mg 或主药含量低于 25% 的制剂）；**混粉工艺制成的注射用无菌粉末；内充非均相溶液的软胶囊；单剂量包装的口服混悬液、透皮贴剂和栓剂。复方制剂仅检查符合上述条件的组分，多种维生素或微量元素一般不检查含量均匀度。

20. 解析：本题考查**典型官能团与生物活性的影响。**构成受体或酶的蛋白质和多肽结构中含有大量的酰胺键，因此**酰胺类药物易与生物大分子形成氢键，增强与受体的结合能力。**

21. 解析：本题考查**鼻黏膜给药的优点。**鼻黏膜内的丰富血管和鼻黏膜的高度渗透压有利于吸收，可避开肝首关效应、消化酶的代谢和药物在胃肠液中的降解，**吸收程度和速度有时和静脉注射相当，鼻腔给药方便易行，多肽类药物适宜以鼻黏膜给药。**

22. 解析：本题考查**抗病毒药物。**奥司他韦是流感病毒的**神经氨酸酶抑制剂**，通过抑制 NA，能有效地阻断流感病毒的复制过程，对流感的预防和治疗发挥重要的作用。本品是**前体药物**，本品口服后，在胃肠道迅速被吸收，经肝脏和肠壁酯酶作用下将酯基水解，**迅速转化为奥司他韦羧酸盐。**它是流感病毒神经氨酸酶的特异性抑制药。

23. 解析：本题考查**含硫药物的代谢类型。**含硫原子的药物相对来讲比含氮、氧原子的药物少，主要有**硫醚、含硫羰基化合物、亚砜和砜类。**其中硫醚类药物主要经历 $S-$ 脱烷基和 $S-$ 氧化；含硫的羰基化合物会发生氧化脱硫代谢；亚砜类药物则可能经过氧化成砜或还原成硫醚。阿苯达唑经 $S-$ 氧化代谢生成亚砜化合物，产生驱虫作用。

24. 解析：本题考查**诱发药源性疾病的因素。**抗肿瘤药物在杀死肿瘤细胞的同时，也伤害正常细胞的原因是药物作用的选择性。故本题选 E。

25. 解析：本题考查**药物作用与受体。**受体大致分为四类：**G－蛋白偶联受体、配体门控离子通道受体、酪氨酸激酶受体、细胞内受体、其他酶类受体。**

26. 解析：本题考查**药物结构与第Ⅱ相生物转化的规律。**与葡萄糖醛酸的结合反应是药物代谢中最普遍的结合反应，生成的结合产物含有可离解的羧基和多个羟基，无生物活性、易溶于水和排出体外。葡萄糖醛酸的结合反应有：O、N、S 和 C 的葡萄糖醛苷化和 O、N、S 的葡萄糖醛酸酯化、酰胺化。

27. 解析：本题考查**房室模型**。在药动学中，为了较方便的推导出药物体内配置状况的量变规律，把药物在体内的配置状况分成若干个房室。**房室是一个假设的结构**，在临床上它并不代表特定的解剖部位。如体内某些部位中药物与血液建立动态平衡的速率相近，则这些部位可以划为一个房室。

28. 解析：本题考查维生素 C 注射液的处方分析。维生素 C 是主药，显强酸性，由于注射时刺激性大，会产生疼痛，**故加碳酸氢钠或碳酸钠，中和部分维生素 C 成钠盐**，以避免疼痛；同时由于碳酸氢钠的加入调节了 pH，**可增强本品的稳定性**。维生素 C 容易被氧化，**依地酸二钠是金属螯合剂**，用来络合金属离子，防止药品被氧化。**亚硫酸氢钠是还原剂（抗氧剂）**，可以防止药品被氧化。

29. 解析：本题考查**药物制剂规格**。制剂的规格系指每一支、片或其他每一个单位制剂中含有主药的重量（或效价）或含量（%）或装量。例如，阿司匹林片"规格 0.1g"系指每片中含阿司匹林 0.1g，**硫酸庆大霉素片"规格 20mg（2 万单位）"系指每片中含庆大霉素 20mg 或 2 万单位**；再如，注射用糜蛋白酶"规格 800 单位"系指每支注射剂含糜蛋白酶 800 单位，硫酸庆大霉素注射液"规格 1ml：20mg（2 万单位）"系指每支注射液的装量为 1ml，其中含庆大霉素 20mg 或 2 万单位。另外，对于列有处方的制剂，也可规定浓度或装量规格。例如，葡萄糖酸钙口服溶液"规格 10%"、复方葡萄糖钙口服溶液"规格 每 10ml 含钙元素 110mg"、复方乳酸钠葡萄糖注射液"规格 500ml"等。

30. 解析：本题考查抗心律失常药的结构特征。题中所给药物化学结构，只有**胺碘酮结构不含有芳基醚**。盐酸胺碘酮为钾通道阻滞药的代表药物，属苯并呋喃类化合物。

31. 解析：本题考查**依那普利的结构与作用特点**。依那普利为含双羧基的 ACE 抑制药的代表药；分子中含有三个手性中心，均为 $S-$ 构型；依那普利是前体药物，口服给药后在体内水解代谢为依那普利拉。

32. 解析：本题考查**治疗指数**。药物的安全性一般与其 LD_{50} 的大小成正比，与 ED_{50} 成反比。故常**以药物 LD_{50} 与 ED_{50} 的比值表示药物的安全性，称为治疗指数（TI）**，此数值越大越安全。但有时仅用治疗指数表示药物的安全性则欠合理，因为没有考虑药物在最大有效量时的毒性。

33. 解析：本题考查口服混悬剂的常用助悬剂。助悬剂主要包括**低分子助悬剂（如甘油、糖浆剂）、高分子助悬剂（西黄蓍胶、海藻酸钠、羧甲基纤维素等）、硅藻土、触变胶**。硬脂酸钠常用作片剂的水不溶性润滑剂。

34. 解析：本题考查甾体激素类药的结构特征。药用的雄激素是以增加作用时间或可口服为目的对睾酮修饰后得到的物质，通常将 17 位的羟基进行酯化，可增加脂溶性，减慢代谢速度。或在 17α 位引入烷基，因空间位阻使代谢受阻，故可口服。将睾酮的 17-OH 进行丙酸酯化制成的前药**丙酸睾酮**肌内注射后在体内缓慢吸收，并逐渐水解释放出原药睾酮，使药物作用时间大大延长。在睾酮的 17α 位引入甲基，增大 17 位的代谢位阻，得到**可口服的甲睾酮**。

35. 解析：本题考查贴剂的优点。①**避免了口服给药可能发生的肝首关效应及胃肠灭活**，药物可长时间持续扩散进入血液循环，提高了治疗效果。②**维持恒定有效的血药浓度**，增强治疗效果，减少胃肠给药的副作用。③**延长作用时间**，减少用药次数，改善患者用药顺应性。④**患者可以自行用药**，适用于婴幼儿、老人和不宜口服给药及需长期用药的患者。⑤**发现副作用可随时中断给药**。

36. **解析**：本题考查**中枢性镇痛药**。吗啡的内在活性 $\alpha = 1$，为**完全激动药**。将可待因的 6 位羟基氧化成酮，同时将 7、8 位的双键氢化得到的镇痛药物盐酸**羟考酮**。羟考酮为**阿片受体纯激动剂**，对脑和脊髓的阿片受体具有亲和力，羟考酮的作用类似吗啡。主要药理作用是镇痛，其他药理作用包括抗焦虑、止咳和镇静。无极量限制，镇痛作用无封顶效应，只受限于不能耐受的副作用。

37. **解析**：本题考查**不同制剂的质量要求**。多剂量眼用制剂一般应加入适宜的抑菌剂，尽量选用安全风险小的抑菌剂，产品标签应标明抑菌剂种类和标示量。生物制品一般不宜制成注射用浓溶液。若同时使用眼膏剂和滴眼剂需先使用滴眼剂。**注射剂内不应含热原**，热原检查必须符合规定。**眼用制剂贮存应密封、遮光，启用后最多可用 4 周**。

38. **解析**：本题考查**聚乙二醇**。聚乙二醇为乙二醇的高分子聚合物总称，**为结晶性载体，易溶于水，为难溶性药物的常用载体**。PEG1000、4000、6000 三种的熔点分别为 38℃～40℃、40℃～48℃、55℃～63℃。通常将两种或两种以上的不同分子量的聚乙二醇加热熔融、混匀，制得所要求的栓剂基质。本品不需冷藏，贮存方便，但吸湿性较强，对黏膜产生刺激性，**加入约 20% 的水润湿或在栓剂表面涂鲸蜡醇、使用硬脂醇薄膜可减轻刺激**。

39. **解析**：本题考查**药物的量－效关系曲线**。非竞争性拮抗药与受体形成比较牢固的结合，因而解离速度慢，或者与受体形成不可逆的结合而引起受体构型的改变，阻止激动药与受体正常结合。因此，**增加激动药的剂量也不能使其量－效曲线的最大强度达**到原来水平，使 E_{max} 下降。

40. **解析**：本题考查表面活性剂的溶血毒性。非离子型表面活性剂的溶血作用较轻微，吐温类的溶血作用最小，其顺序为：**聚乙烯烷基醚 > 聚氧乙烯芳基醚 > 聚氧乙烯脂肪酸酯 > 吐温类，吐温 20 > 吐温 60 > 吐温 40 > 吐温 80**。

[41～43] **解析**：本题考查**靶向抗肿瘤药物**。阿帕替尼作用的靶点为 **VEGFR－2**，国内企业研发的抗肿瘤药物，**用于晚期胃癌（AGC）的治疗**。第一个上市的蛋白酪氨酸激酶抑制剂是**甲磺酸伊马替尼**，在体内外均可在细胞水平上抑制"费城染色体"的 Bcr－Abl 酪氨酸激酶，能选择性抑制 **Bcr－Abl 阳性细胞系细胞、Ph 染色体阳性的慢性粒细胞白血病和急性淋巴细胞白血病病人的新鲜细胞的增殖和诱导其凋亡**。吉非替尼第一个选择性表皮生长因子受体酪氨酸激酶抑制剂，用于**非小细胞肺癌、转移性非小细胞肺癌治疗**。

[44～45] **解析**：本题考查**药物的排泄方式**。肾小管分泌是将药物转运至尿中排泄的过程，主要发生在近曲小管。肾小管分泌过程是药物由血管一侧通过上皮细胞侧底膜摄入细胞，再从细胞内通过刷状缘膜向肾小管管腔一侧排出。**肾小管分泌是主动转运的过程；肠－肝循环是指随胆汁排入十二指肠的药物或其代谢物**，在肠道中重新被吸收，经门静脉返回肝脏，重新进入血液循环的现象。有肠肝循环的药物在体内能停留较长时间。己烯雌酚、卡马西平、氯霉素、吲哚美辛、螺内酯等药物口服后都存在肠－肝循环。一些药物会因肠肝循环在血药浓度－时间曲线上出现第二个峰，即产生**双峰现象**。

[46～47] **解析**：本题考查**脂质体的类别**。PEG 修饰可增加脂质体的柔顺性和亲水性，从而降低与单核巨噬细胞的亲和力，延长循环时间，称为**长循环脂质体**。免疫脂质

体指脂质体表面联接抗体，对靶细胞进行识别，提高脂质体的靶向性。

[48~50] 解析：本题考查受体的类型和性质。**肾上腺素作用靶标为 G - 蛋白偶联受体。氯化琥珀胆碱作用于配体门控离子通道受体。吉非替尼属于酪氨酸激酶抑制剂，作用于酪氨酸激酶受体。**

[51~53] 解析：本题考查滴眼剂和注射剂的附加剂在处方中的作用。**磷酸盐缓冲溶液可以调节 pH；氯化钠和葡萄糖可以调节渗透压；卡波姆可以调节黏度。**

[54~55] 解析：本题考查时 - 效曲线的重要概念和临床意义。①**起效时间**：指给药至时 - 效曲线与有效效应线首次相交点的时间，代表药物发生疗效以前的潜伏期。②**最大效应时间**：即给药后作用达到最大值的时间。③**疗效维持时间**：指从起效时间开始到时 - 效曲线下降到与有效效应线再次相交点之间的时间。这一参数对连续多次用药时选择用药的间隔时间有参考意义。④**作用残留时间**：指曲线从降到有效效应线以下到作用完全消失之间的时间。如在此段时间内第二次给药，则须考虑前次用药的残留作用。在前次给药的"作用残留时间"内即进行第二次给药则可产生药物作用蓄积。因此，在制订连续用药方案时必须同时考虑连续用药时的药代动力学资料和量 - 效、时 - 效关系，以防止蓄积中毒。临床上最容易发生蓄积中毒的药物是口服抗凝药和洋地黄类，需特别注意。

[56~58] 解析：本题考查**表面活性剂的 HLB 值与药用辅料的用途之间的常规规律。**亲水亲油平衡值（HLB）值在 3~8 的表面活性剂适用作 W/O 型乳化剂。HLB 值在 8~16 的表面活性剂可用作 O/W 型乳化剂。阳离子型表面活性剂由于其毒性和刺激性比较大，故不做内服乳剂的乳化剂用；阴离子

型表面活性剂一般作为外用制剂的乳化剂；两性离子型表面活性剂，如琼脂、阿拉伯胶等可用作内服制剂的乳化剂；非离子型表面活性剂不仅毒性低，而且相容性好，不易发生配伍变化，对 pH 的改变以及电解质均不敏感，可用于内服制剂。表面活性剂作为润湿剂时，最适 HLB 值通常为 7~9，并且要在合适的温度下才能够起到润湿作用。

[59~63] 解析：本题考查**化学鉴别法。**根据药物的结构特征或特有官能团可与化学试剂**发生颜色变化或产生荧光、产生沉淀、生成气体等具有可检视的显著特征产物的化学反应对药品进行鉴别。**例如，**盐酸麻黄碱**在碱性条件下与硫酸铜形成蓝色配位化合物；吗啡与甲醛 - 硫酸试液反应**显紫堇色**；氢化可的松在乙醇溶液中与硫酸苯肼加热**显黄色**；盐酸四环素与硫酸反应**显深紫色**，加入三氯化铁溶液变为**红棕色**；维生素 B_1 碱性下与铁氰化钾反应生成具有**蓝色荧光的硫**色素；又如，维生素 C 可使**二氯靛酚钠褪色**；肾上腺素与三氯化铁试液反应则**显翠绿色**；再如，葡萄糖溶液遇碱性酒石酸铜试液，即**生成红色氧化亚铜（Cu_2O）沉淀；尼可刹米与氢氧化钠试液加热，即发生二乙胺臭气，能使湿润的红色石蕊试纸变蓝色。**

[64~65] 解析：本题考查药物可影响细胞的电兴奋活动。利血平耗竭去甲肾上腺素（NA）、5 - 羟色胺和多巴胺等递质引起相应毒性反应；可卡因抑制 NA 的摄取而使骨骼肌血管 α 受体过度兴奋，这是引发可卡因误服者严重鼻黏膜溃疡和心肌梗死的主要原因。洋地黄毒苷抑制 Na^+，K^+ - ATP 酶，增加细胞 Na^+ 浓度，通过 Na^+/Ca^{2+} 交换而导致细胞 Ca^{2+} 浓度积聚，增加心肌收缩性和兴奋性，甚至造成严重心律失常。

[66~67] 解析：本题考查口服滴丸剂的基质。**水溶性基质常用的有聚乙二醇类

（PEG6000、PEG4000 等），**硬脂酸钠、甘油明胶、泊洛沙姆、聚氧乙烯单硬脂酸酯（S-40）等。脂溶性基质常用的有硬脂酸、单硬脂酸甘油酯、氢化植物油、虫蜡、蜂蜡等。** 其他选项为薄膜包衣的胃溶型高分子材料。

[68~70] 解析：本题考查 **β 受体拮抗药的结构特点。** 阿普洛尔具有苯丙醇胺结构和烯烃结构，是有内在拟交感活性的非选择性的 β 受体拮抗药。**盐酸普萘洛尔是 β 受体拮抗药的代表药物，** 属于芳氧丙醇胺类结构类型的药物，芳环为萘核。**拉贝洛尔含两个手性碳原子，** 与普萘洛尔不一样，拉贝洛尔的亲脂性较低，进入中枢神经系统较少，没有活性代谢物，**属苯乙醇胺类，兼有 β 和 α 受体拮抗作用。**

[71~73] 解析：本题考查 **他汀类药物。** 本类药物会引起肌肉疼痛或横纹肌溶解的副作用，特别是**西立伐他汀由于引起横纹肌溶解致病人死亡而撤出市场。氟伐他汀是第一个通过全合成得到的他汀类药物。辛伐他汀**的结构中含有的是 3-羟基-δ-内酯环的结构片段，该结构片段在体内会快速水解为 **3,5-二羟基羧酸的药效团。**

[74~75] 解析：本题考查的是《中国药典》通则收载的通用分析方法与特性检测方法。《中国药典》**通则收载的通用分析与检测方法包括：** 光谱法、色谱法、物理常数测定法、限量检查法、特性检查法、生物学相关检测法、中药相关检查法、生物制品相关检查法、含量测定法、化学残留物测定法、微生物检查法、生物活性/效价测定法、试药与标准物质等。其中，如**色谱法、光谱法、含量测定法等为通用分析方法；物理常数测定法、限量检查法、特性检查法等涉及具体项目的为特殊检测方法。**

[76~77] 解析：本题考查 **生物等效性研究一般试验设计和数据处理原则。空腹试验：试验前夜至少空腹 10 小时。** 一般情况下，**在空腹状态下用 240ml 水送服受试制剂和参比制剂。** 试验给药之间应有足够长的清洗期（一般为待测物 7 倍半衰期以上）。应说明受试制剂和参比制剂的批号、参比制剂的有效期等信息。**受试制剂与参比制剂药物含量的差值小于 5%。** 试验机构应对试验制剂及参比制剂按相关要求留样。试验药物应**留样保存至药品获准上市后 2 年。**

[78~80] 解析：本题考查 **不同剂型的质量要求。混悬型注射剂除应符合注射剂各项规定外，还必须符合下列条件：①混悬型注射液中原料药物粒径应控制在 15μm 以下，含 15~20μm（间有个别 20~50μm）者，不应超过 10%；②混悬型注射液中若有可见沉淀，振摇后应分散均匀；③肌内混悬型注射剂，所用溶剂有水、复合溶剂或油等，容量一般为 2~5ml。** 混悬剂中药物微粒一般在 0.5~10μm 之间，根据需要药物粒径也可以小于 0.5μm 或大于 10μm，甚至达 50μm。

[81~83] 解析：本题考查 **药源性疾病。** ①致急性肾衰竭的药有：非甾体抗炎药、血管紧张素转换酶抑制剂、环孢素等。②致药源性肝病的有：四环素类、他汀类、抗肿瘤药。③致血管神经性水肿的有：卡托普利、依那普利、赖诺普利、喹那普利和雷米普利等。④致药源性耳聋和听力障碍的有：氨基糖苷类抗生素（如庆大霉素）、非甾体抗炎药、高效利尿药、抗疟药和抗肿瘤药等。⑤致血管炎的有：别嘌醇、青霉素、氨茶碱、磺胺类、噻嗪类利尿药、丙硫氧嘧啶、雷尼替丁、喹诺酮类和免疫抑制剂等。

[84~86] 解析：本题考查水杨酸乳膏处方分析。①本品为 O/W 型乳膏，液状石蜡、硬脂酸和白凡士林为油相成分，十二烷基硫酸钠及硬脂酸甘油酯（1:7）为混合乳化剂，其 HLB 值为 11，接近本处方中油相所需的 HLB 值 12.7，制得的乳膏剂稳定性好。②在 O/W 型乳膏剂中加入白凡士林可以克服应用上述基质时干燥的缺点，**有利于角**

质层的水合而有润滑作用。③**甘油为保湿剂，羟苯乙酯为防腐剂**。④加入水杨酸时，基质温度宜低，以免水杨酸挥发损失，而且温度过高，当本品冷凝后常会析出粗大药物结晶。还应避免与铁或其他重金属器皿接触，以防水杨酸变色。

[87～89]解析：本题考查镇痛药的结构特点。吗啡（选项C）是从植物罂粟的浆果浓缩物中提取得到的天然产物。对吗啡进行结构改造可以得到**烯丙吗啡、纳洛酮（选项D）和纳曲酮**等阿片受体拮抗药。舒芬太尼（选项E）为芬太尼的结构类似物，结构中含有**噻吩环**，属于**苯氨基哌啶类**合成镇痛药。

[90～94]解析：本题考查口服降糖药的化学结构。根据结构特征寻找相应药物，**吡咯环是带有一个N原子的五元环；吡嗪环是带有2个N原子的六元环，2个N原子处于对位关系；异喹啉环是苯并吡啶环，但吡啶环的N原子处于2位。环戊烷为五元脂肪烃环，环己烷为六元脂肪烃环**。

[95～96]解析：本题考查**药代动力学基本公式**。掌握基本符号的含义即可以完成此类考题。有**静滴速度（k_0）**即为静脉滴注给药血药浓度与时间的公式，有**稳态血药浓度C_{ss}**即为静脉滴注给药稳态血药浓度的计算公式，有**平均滞留时间MRT**即为平均滞留时间的计算公式。

[97～100]解析：本题考查**药物与作用靶标结合的化学本质**。在大多数情况下，药物与作用靶标的结合是**可逆**的，主要的结合方式有：**离子键、氢键、离子偶极、偶极-偶极、范德华力、电荷转移复合物和疏水作用**等。有不少含有叔胺结构的强碱性基团的药物，在生理状态形成带有正电荷的铵盐，与受体的阴离子部分形成离子键键合，如拟胆碱药物氯贝胆碱通过与M胆碱受体相

结合产生激动作用。镇痛药美沙酮分子中的碳原子由于羰基极化作用形成偶极，与氨基氮原子的孤对电子形成离子-偶极作用，从而产生与哌替啶相似的空间构象，与阿片受体结合而产生镇痛作用。抗疟药氯喹可以插入到疟原虫的DNA碱基对之间形成电荷转移复合物。**多数药物分子中的烷基、苯基等非极性基团均易与作用靶点形成疏水键**。

101.解析：本题考查脂质体的分类。新型靶向脂质体包括：**前体脂质体、长循环脂质体、免疫脂质体、热敏脂质体、pH敏感性脂质体**。一般情况下，只有采用PEG修饰的脂质体才是长循环脂质体。其他选项正确。

102.解析：本题考查两性霉素B脂质体的处方分析。两性霉素为主药；**氢化大豆卵磷脂（HSPC）与二硬脂酰磷脂酰甘油为脂质体骨架材料；胆固醇用于改善脂质体膜流动性，提高制剂稳定性；蔗糖配制成溶液用于制备脂质体；维生素E为抗氧化剂；六水琥珀酸二钠用作缓冲剂**。

103.解析：本题考查青霉素类药物的结构特点。青霉素类药物的母核结构中有**3个手性碳原子，其立体构型为$2S,5R,6R$**。其母核的**2位存在羧基，可以与碱金属离子成盐，可制成供注射用；6位上存在氨基，可与不同羧酸形成酰胺，酰胺基团的变化可影响青霉素类药物的抗菌谱**。

104.解析：本题考查广谱青霉素。青霉素N侧链含有的氨基是产生对革兰阴性菌活性的重要基团。在青霉素的侧链导入α-氨基，得到了**氨苄西林和阿莫西林**等广谱青霉素。

氨苄西林

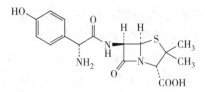

阿莫西林

将青霉素6位酰胺侧链引入苯甘氨酸，得到**氨苄西林**，苯甘氨酸α位的氨基在生理条件下具有较大的极性，使其具有抗革兰阴性菌活性，因此，**氨苄西林为可口服的广谱的抗生素，但口服生物利用度较低**。为克服此缺点，将氨苄西林结构中苯甘氨酸的苯环4位引入羟基得到**阿莫西林**。

105. 解析：本题考查**哌拉西林抗菌作用和构效关系**。将氨苄或羟氨苄西林侧链氨基，以脂肪酸、芳香酸、芳杂环酸酰化时，可显著扩大抗菌谱，尤其**对铜绿假单胞菌有效**。例如在氨苄西林侧链的氨基上引入极性较大的哌嗪酮酸基团得到哌拉西林，具有抗假单胞菌活性，对铜绿假单胞菌、变形杆菌、肺炎杆菌等作用强。**第一代头孢菌素：耐青霉素酶，但不耐β-内酰胺酶，主要用于耐青霉素酶的金黄色葡萄球菌等敏感革兰阳性球菌和某些革兰阴性球菌的感染。克拉维酸是由β-内酰胺环和氢化异噁唑环并合而成，是一种"自杀性"的酶抑制药**。

106. 解析：本题考查硝酸甘油耐受问题的解决措施。硝酸酯类药物连续用药后会出现耐受性。耐受性的发生可能与"硝酸酯受体"中的巯基被耗竭有关，给予硫化物还原剂能迅速反转这一耐受现象。若在使用硝酸酯类药物的同时，给予保护体内硫醇类的**化合物1,4-二巯基-2,3-丁二醇，就不易产生耐药性**。

107. 解析：本题考查**滴丸的处方分析**。丹参、三七、冰片为主药，**PEG6000为基质，液体石蜡为冷凝剂**。临床适应证：活血化瘀，理气止痛。用于气滞血瘀所致的胸痹，症见胸闷、心前区刺痛；冠心病心绞痛见上述证候者。

108. 解析：本题考查**糖蛋白GPⅡb/Ⅲa受体拮抗药**。糖蛋白GPⅡb/Ⅲa受体拮抗药主要分为**肽类和小分子非肽类阻断药**，用于临床的肽类药物主要包括**单克隆抗体阿昔单抗和依替巴肽；小分子非肽类药物有替罗非班**。替罗非班能够与该受体结合，竞争性地阻断纤维蛋白原及血管性血友病因子与血小板受体的结合，阻止血小板聚集、黏附等活化反应，有效地抑制血小板介导的血栓形成并延长出血时间。推荐剂量静脉给药时，在30分钟后本品对血小板聚集的抑制率可达90%，持续静滴给药，血药浓度可达到稳态，血浆蛋白结合率为65%，稳态分布容积范围为22～42L。停用本品后，血小板的聚集功能恢复，为可逆性抑制。主要用于治疗急性冠脉综合征、不稳定型心绞痛和非Q波心肌梗死、急性心肌梗死和急性缺血性心脏猝死等。本品还可减少急性冠脉综合征和冠脉内介入治疗后冠心病事件的发生率，改善患者症状和预后。

109. 解析：本题考查**肾功不全时药物排泄规律**。肾功能不全时，往往内源性有机酸类物质蓄积，也能干扰弱酸类药物经肾排泄。对主要经肾脏消除的药物如**氨基糖苷类、头孢唑林等药物的$t_{1/2}$延长，应用时需减量，有严重肾病的患者应禁用此类药物**。

110. 解析：本题考查**肾功能不全患者的给药方法**。对于慢性肾功能不全的患者，药物排泄减慢，需降低给药剂量或延长给药间隔，以减少不良反应的发生。

111. 解析：本题考查**药物相互作用**。含二价或三价金属离子（钙、镁、铁、铋、铝）的化合物能**与四环素类抗生素形成难溶络合物**，使抗生素在胃肠道的吸收受阻，在体内达不到有效抗菌浓度。例如，口服四环素、土霉素、美他环素、多西环素（强力霉素）时，如**同服硫酸亚铁，会降低上述四种**

抗生素的血药浓度。因此，服用四环素类抗生素时，不宜与铁制剂或含钙、镁、铝离子的抗酸药如碳酸钙、氧化镁、氢氧化铝凝胶等同服。**喹诺酮类药物（左氧氟沙星）亦可与钙、镁、铁、锌等金属离子螯合。**

112. 解析：本题考查药物的分子和离子型与胃肠道环境对吸收的影响。通常**弱酸性药物在胃液中几乎完全不解离，故有较好的吸收；弱碱类药物在胃液中解离程度高，吸收差。碱性极弱**的咖啡因和茶碱，在酸性介质中**解离也很少，在胃中易被吸收。**药物在**小肠中的吸收情况与胃相反，碱性药物吸收较好，酸性药物吸收较差。**

113. 解析：本题考查黏膜给药制剂的特点。包括：①**可有效避免药物的首关效应，**提高药物生物利用度。②**实现药物局部定位给药，发挥局部或全身治疗作用。③减少药物给药剂量、降低药物不良反应和提高药物治疗效果。④拓展了大分子多肽及蛋白质类药物的给药途径。**

114. 解析：本题考查药物效应的协同作用。相加作用是指两药合用的作用是两药单用时的作用之和。例如，**阿司匹林与对乙酰氨基酚合用可使解热、镇痛作用相加；在高血压的治疗中，常采用两种作用环节不同的药物合用，可使降压作用相加，而各药剂量减少，不良反应降低，如 β 受体拮抗药阿替洛尔与利尿药氢氯噻嗪合用；氨基糖苷类抗生素（庆大霉素、链霉素、卡那霉素或新霉素）间相互合用或先后应用对听神经和肾脏的毒性增加，应避免联合使用。**选项 A 和选项 C 属于增强作用。

115. 解析：本题考查第 Ⅰ 相生物转化反应。第 Ⅰ 相生物转化反应也称为药物的官能团化反应，是体内的酶对药物分子进行的氧化、还原、水解、羟基化等反应，在药物分子中引入或使药物分子暴露出极性基团，如羟基、羧基、巯基、氨基等。例如，如**镇静**催眠药地西泮在羰基的 α－碳原子经代谢羟基化后生成替马西泮或发生 N－脱甲基和 α－碳原子羟基化代谢生成奥沙西泮；降血糖药物甲苯磺丁脲的代谢，先生成苄醇，最后形成羧酸，失去降血糖活性；抗生素氯霉素中的二氯乙酰基侧链代谢氧化后生成酰氯基。**而吗啡代谢生成 6－O－葡萄醛酸结合物和对氨基水杨酸乙酰化生成对乙酰氨基水杨酸属于第 Ⅱ 相生物转化反应。

116. 解析：本题考查吸入制剂的基本概念。按照黏膜给药的部位，黏膜给药制剂可分为吸入制剂、眼用制剂、直肠黏膜给药制剂、阴道黏膜给药制剂、口腔黏膜给药制剂、鼻用制剂、耳用制剂。吸入制剂系指原料药物溶解或分散于合适介质中，以气溶胶或蒸汽形式递送至肺部发挥局部或全身作用的液体或固体制剂，可分为吸入气雾剂、吸入喷雾剂、吸入粉雾剂、吸入液体制剂、可转变为蒸汽的制剂，其中吸入喷雾剂和吸入液体制剂应为无菌制剂。吸入液体制剂包括吸入溶液、吸入混悬液、吸入用溶液（需稀释后使用的浓溶液）或吸入用粉末（需溶解后使用的粉末），吸入液体制剂使用前其 pH 应在 3～10。

117. 解析：本题考查药物安全性检查。注射剂安全性检查包括异常毒性、细菌内毒素（或热原）、降压物质（包括组胺类物质）、过敏反应、溶血与凝聚等项。

118. 解析：本题考查胶囊剂的特点。胶囊剂具有能够掩盖药物不良嗅味、提高稳定性，药物的生物利用度较高，起效迅速，延缓药物的释放和定位释药，弥补其他固体剂型的不足；含油量高的药物或液态药物难以制成丸剂、片剂等，但可制成软胶囊剂的特点。

119. 解析：本题考查的是美洛培南。**美洛培南为 4 位上带有甲基的广谱碳青霉烯类抗生素，对肾脱氢肽酶稳定，使用时不需并**

用肾脱氢肽酶抑制药。并对许多需氧菌和厌氧菌有很强的杀菌作用，其作用达到甚至**超过第三代头孢菌素类**。而且具有血药浓度高，组织分布广等药代动力学特性。结构稳定，其溶液于37℃和4℃下放置2天，抗菌活性也不下降。

120. 解析：本题考查**静脉注射脂肪乳剂**。静脉注射脂肪乳是一种浓缩的高能量肠外营养液，可供静脉注射，能完全被机体吸收，它具有**体积小、能量高、对静脉无刺激等优点**。**因此本品可供不能口服食物和严重缺乏营养的（如外科手术后或大面积烧伤或肿瘤等）患者使用**。静脉注射用脂肪乳剂的乳化剂常用的有**卵磷脂、豆磷脂、Pluronic F68**。

预测试卷（四）答案与解析

题号	1	2	3	4	5	6	7	8	9	10
答案	A	B	B	E	B	B	D	E	B	B
题号	11	12	13	14	15	16	17	18	19	20
答案	E	D	A	A	C	A	A	D	A	E
题号	21	22	23	24	25	26	27	28	29	30
答案	B	E	B	E	C	B	A	B	C	B
题号	31	32	33	34	35	36	37	38	39	40
答案	B	C	D	A	E	B	A	D	B	C
题号	41	42	43	44	45	46	47	48	49	50
答案	E	B	D	A	D	B	C	A	A	B
题号	51	52	53	54	55	56	57	58	59	60
答案	E	D	E	A	D	C	D	A	E	A
题号	61	62	63	64	65	66	67	68	69	70
答案	A	B	C	A	D	E	A	B	E	A
题号	71	72	73	74	75	76	77	78	79	80
答案	C	B	A	C	D	A	A	D	B	A
题号	81	82	83	84	85	86	87	88	89	90
答案	C	D	D	B	D	C	B	A	D	B
题号	91	92	93	94	95	96	97	98	99	100
答案	D	A	E	C	E	B	C	B	C	E
题号	101	102	103	104	105	106	107	108	109	110
答案	B	C	C	B	E	D	E	D	C	A
题号	111	112	113	114	115	116	117	118	119	120
答案	ABCE	ABC	AD	ABCD	ABCDE	ABCE	ABCDE	ABCD	CDE	ABDE

1. 解析：本题考查给药途径对药物吸收的影响。对于药物制剂，除静脉注射等血管内给药以外，非血管内给药（如口服给药、肌内注射、吸入给药、透皮给药等）都存在吸收过程。除起局部治疗作用的药物外，吸收是药物发挥治疗作用的先决条件，药物只有吸收进入体循环，才能产生疗效。吸收是药物从给药部位进入体循环的过程。药物的给药途径不同，进入体循环的部位及其过程也不同，因而药物在血中出现时间的快慢、浓度的高低以及维持时间的长短也不相同。各种给药途径的起效快慢一般为：静脉注射＞吸入给药＞肌内注射＞皮下注射＞口服药＞直肠给药＞贴皮给药。

2. 解析：本题考查核苷类抗病毒药的代表药物及作用特点。伐昔洛韦为阿昔洛韦的前药，进入人体后迅速分解为 $L-$缬氨酸和阿昔洛韦。前者在体内参与正常生理生化代谢，后者发挥抗病毒作用；由于该品是阿昔洛韦的氨基酸酯，没有游离羟基提供给磷酸化，因而在未转化为阿昔洛韦之前，无抗病毒活性。

3. 解析：本题考查口服片剂的临床应用与注意事项。部分缓、控释片剂的药物释放速度和释放部位是由制剂表面或夹层的包衣膜控制，如膜控型、定位型控释片，只有保持膜的完整性才能使药物按设定的速度和部位释放达到缓控释的目的。如将表面膜破坏后，造成药物从断口瞬时释放，既达不到控释的目的，还会增加不良反应。

4. 解析：本题考查药物制剂稳定性变化。一般包括化学、物理和生物学三个方面。①化学不稳定性：指药物由于水解、氧化、还原、光解、异构化、聚合、脱羧，以及药物相互作用产生的化学反应，使药物含量（或效价）、色泽产生变化。②物理不稳定性：指制剂的物理性能发生变化，如混悬剂中药物颗粒结块、结晶生长，乳剂的分层、破裂，胶体制剂的老化，片剂崩解度、溶出速度的改变等。制剂物理性能的变化，不仅使制剂质量下降，还可以引起化学变化和生物学变化。③生物不稳定性：指由于微生物污染滋长，引起药物的酶败分解变质。可由内在和外部两方面的因素引起。内在因素主要系指某些活性酶的作用，使某些成分酶解。其外部因素一般是指制剂由于受微生物污染，引起发霉、腐败和分解，其结果可能产生有毒物质，降低疗效或增加不良反应，使服用剂量不准确，甚至不能供药用，危害性极大。

5. 解析：本题考查不良反应的类型。后遗效应是指在停药后，血药浓度已降至最小有效浓度以下时残存的药理效应。例如，服用巴比妥类催眠药后，次晨出现的乏力、困倦等等"宿醉"现象；长期应用肾上腺皮质激素，可引起肾上腺皮质萎缩，一旦停药，可出现肾上腺皮质功能低下，数月难以恢复。

6. 解析：本题考查影响口腔黏膜吸收的因素。口腔黏膜的结构与性质具有分布区域差别，给药部位不同，药物吸收速度和程度也不同。口腔黏膜作为全身用药途径主要指颊黏膜吸收和舌下黏膜吸收。颊黏膜和舌下黏膜上皮均未角质化，血流量较大，不会成为药物吸收的限速因素，有利于药物全身吸收。舌下黏膜渗透能力强，药物吸收迅速，给药方便，许多口服首过效应强或在胃肠道中易降解的药物，如甾体激素和硝酸甘油舌下给药能显著提高生物利用度。舌下给药的主要缺点是易受唾液冲洗作用影响，保留时间短。颊黏膜表面积较大，但药物渗透能力比舌下黏膜差，一般药物吸收和生物利用度不如舌下黏膜。颊黏膜受口腔中唾液冲洗作用影响小，能够在黏膜上保持相当长时间，有利于多肽、蛋白质类药物吸收，有利于控释制剂的释放。

7. 解析： 本题考查利培酮。利培酮属于非经典的新一代抗精神病药物，它对多巴胺 D_2 受体的拮抗作用极强，可控制幻觉、妄想等神经分裂症的阳性症状，又对 $5-HT_2$ 受体有一定的拮抗作用，可改善思维贫乏、感情冷漠等精神分裂症的阴性症状。利培酮口服吸收完全，在肝脏受 CYP450 酶催化氧化，生成9-羟基化合物帕利哌酮也具有抗精神病活性。

8. 解析： 本题考查药物剂型的重要性。药物剂型的重要性包括：可改变药物的作用性质、可调节药物的作用速度，可降低（或消除）药物的不良反应，可产生靶向作用，可提高药物的稳定性，可影响疗效。其中，可改变药物的作用性质，如硫酸镁口服剂型用作泻下药，但 5% 注射液静脉滴注，能抑制大脑中枢神经，具有镇静、解痉作用；又如依沙吖啶 1% 注射液用于中期引产，但 0.1% ~0.2% 溶液局部涂敷有杀菌作用。

9. 解析： 本题考查单剂量血管外给药药动学参数意义。血管外给药的 T_{max} 由 k_a 和 k 共同决定，与给药剂量大小无关。而 C_{max} 与 X_0 成正比，同时也受 k_a 和 k 的影响（T_{max} 中包含 k_a）。药物制剂的达峰时间 T_{max} 反映了药物吸收的速度，峰浓度 C_{max} 反映了药物吸收的程度，也与吸收速度有关。同样，血管外给药的药-时曲线下面积（AUC）仍然反映药物在体内的暴露，它与药物的吸收分数 F（生物利用度）正相关，因此其 AUC 的求算是在静脉注射给药 AUC 的公式中加入 F 的影响。AUC 是反映血管外给药吸收程度最主要的药动学参数，药物及制剂的生物利用度是基于 AUC 进行计算的。

10. 解析： 本题考查两性离子型表面活性剂。两性离子型表面活性剂系指分子中同时具有正、负电荷基团的表面活性剂。这类表面活性剂随着介质的 pH 的变化表现为不同的性质，pH 在等电点范围内表面活性剂呈中性；在等电点以上呈阴离子型表面活性剂的性质，具有很好的起泡、去污作用；在等电点以下则呈阳离子型表面活性剂的性质，具有很强的杀菌性。两性离子型表面活性剂有天然、人工合成之分。

11. 解析： 本题考查乳膏剂常用基质与附加剂种类。乳膏剂主要组分有水相、油相和乳化剂。常用的油相基质有：硬脂酸、石蜡、蜂蜡、高级脂肪醇、凡士林、液状石蜡、植物油等。常用的乳化剂可分为 O/W 型和 W/O 型。O/W 型乳化剂有钠皂、三乙醇胺皂类、脂肪醇硫酸（酯）钠类（十二烷基硫酸钠）和聚山梨酯类等；W/O 型乳化剂有钙皂、羊毛脂、单硬脂酸甘油酯、脂肪醇等。乳膏剂基质应均匀、细腻，涂于皮肤或黏膜上应无刺激。乳膏剂可根据需要加入保湿剂、抑菌剂、增稠剂、抗氧剂及透皮促进剂等。

12. 解析： 本题考查影响药物溶解度的因素。溶液中加入溶剂、药物以外的其他物质可能改变药物的溶解度，如加入助溶剂、增溶剂可以增加药物的溶解度，加入某些电解质可能因同离子效应而降低药物的溶解度。例如许多盐酸盐药物在 0.9% 氯化钠溶液中的溶解度比在水中低。

13. 解析： 本题考查《中国药典》中色谱鉴别法。"0512 高效液相色谱法"为色谱法类（0500）柱色谱法亚类（0510）检测方法的第 2 条（0512），规定了高效液相色谱仪的一般要求和色谱条件（包括：色谱柱、检测器、流动相）、系统适用性试验（包括：色谱柱的理论板数、分离度、灵敏度、拖尾因子、重复性）和测定法，测定法包括定性分析法与定量分析法。其中，定性分析法包括：利用保留时间定性、利用光谱相似度定性和利用质谱检测器定性；定量分析法包括：内标法、外标法、加校正因子的主成分自身对照法、不加校正因子的主成分自身对照法和面积归一化法。用于鉴别的色谱法主要是高效液相色谱法（HPLC），以含量测定项下记录的色谱图中待测成分色谱峰的保留时间（t_R）作为鉴别依据。

14. 解析：本题考查**药物相互作用**。在静脉滴注**普鲁卡因**进行全身麻醉期间，加用骨骼肌**松弛药琥珀胆碱**，要特别慎重，因两者均被胆碱酯酶代谢灭活，普鲁卡因将竞争胆碱酯酶，影响琥珀胆碱的水解，加重后者对呼吸肌的抑制作用。

15. 解析：本题考查药物效应的拮抗作用。生化性拮抗是指两药联合用药时一个药物通过诱导生化反应而使另外一个药物的药效降低。例如，苯巴比妥诱导肝微粒体酶活性，使避孕药代谢加速，效应降低，使避孕失败。

16. 解析：本题考查**抗病毒药的结构特征**。题中所给结构为抗病毒药**齐多夫定**的化学结构。齐多夫定为脱氧胸腺嘧啶核苷的类似物，对能引起艾滋病病毒和 T 细胞白血病的 RNA 肿瘤病毒有抑制作用，**为抗逆转录酶病毒药物**。

17. 解析：本题考查质子泵抑制剂类抗溃疡药的构效关系。**质子泵抑制剂类抗溃疡药**（以奥美拉唑为例）具较弱的碱性，在碱性环境中不易解离，保持游离的非活性状态，可通过细胞膜进入强酸性的胃壁细胞泌酸小管口，酸质子对苯并咪唑环上氮原子质子化而活化，发生分子内的亲核反应，通过发生 Smiles 重排、生成次磺酸和次磺酰胺，然后与 H^+, K^+ – ATP 酶上 Cys813 和 Cys892 的巯基共价结合，形成二硫化酶抑制剂复合物而阻断质子泵分泌 H^+ 的作用，表现出选择性和专一性的抑制胃酸分泌作用。

18. 解析：本题考查**药物相互作用的肝药酶的抑制剂**。肝微粒体酶的活性能被某些药物抑制，称酶抑制。该酶被抑制的结果，将使另一药物的代谢减慢，因而加强或延长其作用，**西咪替丁是抑制剂**。

19. 解析：本题考查键合类型。一个原子的原子核对另一个原子外层电子的吸引产生的相互作用称为**范德华力**。

20. 解析：本题考查降血糖药。**噻唑烷二酮类胰岛素增敏药**的结构上均具有**噻唑烷二酮**的结构，也可看作是苯丙酸的衍生物，主要有**马来酸罗格列酮和盐酸吡格列酮**，可使胰岛素对受体靶组织的敏感性增加，减少肝糖的产生，增强外周组织对葡萄糖的摄取。其作用靶点为细胞核的过氧化物酶增殖体激活受体。

21. 解析：本题考查低分子溶液剂。题中所给处方为糖浆剂，**糖浆剂属于低分子溶液剂**。低分子溶液剂系指小分子药物以分子或离子状态分散在溶剂中形成的均匀的可供内服或外用的液体制剂，包括**溶液剂、糖浆剂、芳香水剂、涂剂和醑剂**等。

22. 解析：本题考查**冻干制剂的常见问题及原因**。冻干过程首先形成的外壳结构较致密，水蒸气很难升华出去，致使部分药品潮解，引起外观**不饱满和体积收缩**。一般黏度较大的样品更易出现这类情况。

23. 解析：本题考查混悬型注射剂典型案例临床应用与注意事项。黄体酮混悬型长效注射剂中黄体酮为主药，注射液通过混悬剂形式解决了难溶性药物给药问题。注射剂所用辅料少，载药量大，可以显著改善生物利用度，达到其一周或更久的缓释效果，减少给药次数，且生物相容性好，刺激性小，同时提高患者顺应性。**PEG4000 为初级稳定剂，用于增加制剂稳定性；吐温 80 为次级稳定剂；氯化钠为渗透压调节剂。**黄体酮是由卵巢黄体分泌的一种天然孕激素，是维持妊娠的重要激素。黄体酮混悬型长效注射剂，通过肌内或皮下注射给药，临床主药用于治疗先兆性流产及辅助生殖黄体支持。

24. 解析：本题考查**药物和生物大分子的键合形式**。药物在和生物大分子作用时，一般是通过键合的形式进行结合：①范德华力、氢键、疏水键、偶极－偶极相互作用均属于非共价键的键合类型，均为可逆的结合形式；②共价键键合是一种不可逆的结合形式。

25. 解析：本题考查的是药物对心血管系统的毒性作用机理。分子氧在体内还原过程中生成的含有一个或多个不配对电子称作氧自由基，包括超氧阴离子自由基、过氧化氢和羟自由基等。活性氧自由基导致的损伤被称为氧化应激。许多因素如高血压、心肌缺血、炎症、冠脉溶栓和某些药物都能激活心肌中活性氧的生成，造成心肌细胞和间质的损伤。在氧自由基中，过氧化亚硝酸盐和羟基自由基被认为毒性最大，其可以和细胞膜磷脂和蛋白发生反应，导致细胞膜的流动性和通透性增加，膜的完整性遭到破坏。活性氧可以改变一些酶的活性，如磷脂酶 D、细胞色素氧化酶、葡萄糖－6－磷酸酶和 Na^+、K^+－ATP 酶。抗肿瘤药多柔比星可能通过氧自由基的途径对心脏产生毒性。

26. 解析：本题考查**药物半衰期的计算公式**。$0.693/0.5*70\% = 0.97h^{-1}$。

27. 解析：本题考查**皮肤给药制剂的临床适应证**。冻疮软膏采用油脂性基质软膏，加适量羊毛脂可增加药物在皮肤内的扩散。处方中樟脑与薄荷脑共研即可液化，又由于都易溶于液状石蜡，所以加入少量液状石蜡有助于分散均匀，而使软膏更细腻。待基质温度降至50℃再加入，可防止樟脑、薄荷脑遇热挥发。临床适应证用于**轻度未破溃的冻疮、手足皲裂**。

28. 解析：本题考查罗替戈汀长效混悬型注射剂的处方分析。罗替戈汀为主药，**吐温 20 为表面稳定剂**，用于保持悬浮液稳定性；**PEG4000 为助悬剂**，用于增加分散介质的黏度，以降低微粒的沉降速度；**磷酸二氢钠为 pH 调节剂**；**甘露醇为渗透压调节剂**；**柠檬酸为螯合剂**，用于提高注射剂稳定性。

29. 解析：本题考查高分子溶液剂的特点。高分子溶液剂的特点包括：**①荷电性；②渗透压**：高分子溶液的渗透压较高，大小与浓度有关；**③黏度**：高分子溶液是黏稠性流体，黏稠与高分子化合物的分子量有关；**④高分子的聚结特性；⑤胶凝性**：一些高分子水溶液，如明胶水溶液，在温热条件下呈黏稠流动的液体，当温度降低时则形成网状结构，成为不流动的半固体称为凝胶，这个过程称为胶凝，凝胶失去水分形成干燥固体，称为干胶；**⑥高分子溶液的陈化现象**：高分子溶液在放置过程中也会自发地聚集而沉淀，称为陈化现象。陈化现象受光线、空气、盐类、pH、絮凝剂（如枸橼酸钠）、射线等因素的影响。双电层结构属于溶胶剂的特点。

30. 解析：本题考查**非线性动力学的特点与识别**。识别非线性药动学的方法通常是：分别静脉注射高、中、低三个剂量的药物，得到各剂量下的血药浓度－时间数据，可按如下方法识别：**①通过 $\lg C - t$ 图形进行观察**：若 $\lg C - t$ 曲线呈明显的上凸形状时，可视为非线性药动学。**②不同剂量的 $\lg C - t$ 曲线相互平行**，表明在该剂量范围内为线性动力学过程，反之则为非线性动力学过程。**③以剂量对相应的血药浓度进行归一化**，以单位剂量下血药浓度对时间作图，所得的曲线如明显不重叠，则可能存在非线性过程。**④AUC 分别除以相应的剂量**，如果所得比值明显不同，则可能存在非线性过程。**⑤将每个剂量的血药浓度－时间数据按线性动力学模型处理**，若所求得的**动力学参数** ($t_{1/2}$、k、Cl 等) 明显地随剂量大小而

改变，则可能存在非线性过程。本题目中甲药物的 $t_{1/2}$ 随着剂量大小发生变化即为非线性动力学过程

31. 解析：本题考查**布洛芬的构效关系**。布洛芬在体内会发生手性异构体间转化，无效的 R - 异构体可转化为有效的 S - 异构体。且布洛芬在消化道滞留的时间越长，$S:R$ 就越大。布洛芬口服吸收快，T_{max} 约为 2 小时左右。与血浆蛋白的结合率较高。体内消除快速，在服药 24 小时后，药物基本上以原型和氧化产物形式被完全排出。代谢物包括对异丁基侧链的氧化（羟基化产物），进而羟化产物进一步被氧化成羧酸代谢物。所有的代谢物均无活性。

32. 解析：本题考查**微粒制剂**。微粒制剂，也称微粒给药系统（MDDS）。根据药剂学分散系统分类原则，将**直径在 $10^{-4} \sim 10^{-9}\,\text{m}$ 范围的分散相构成的分散体系称为微粒分散体系，其中分散相粒径在 $1 \sim 500\,\mu\text{m}$ 范围内统称为粗（微米）分散体系的 MDDS，主要包括微囊、微球、亚微乳等；粒径小于 1000nm 属于纳米分散体系的 MDDS，主要包括脂质体、纳米乳、纳米粒、聚合物胶束等**。微囊、微球、亚微乳、脂质体、纳米乳、纳米粒、聚合物胶束等均可作为药物载体。

33. 解析：本题考查**质反应**。**质反应**为药理效应不是随着药物剂量或浓度的增减呈连续性量的变化，而为反应的性质变化。一般以阳性或阴性、全或无的方式表示。存活与死亡属于质反应。**量反应**为药理效应的强弱呈连续性量的变化，可用数量或最大反应的百分率表示。转氨酶水平、白细胞数量、体温升高或降低和惊厥潜伏期测定都属于量反应。

34. 解析：本题考查**雌激素激动剂**。雌激素在化学结构上都属于**雌甾烷类，A 环为芳香环，无 19 - 甲基，3 位带有酚羟基，17**

位带有羟基或羰基。天然的雌激素有**雌二醇、雌酮和雌三醇**。将雌二醇的 3 位和 17β 位羟基酯化，得到作用时间长的酯类前药，苯甲酸雌二醇和戊酸雌二醇。在雌二醇的 17α 位引入乙炔基，因增大了空间位阻，提高了 D 环的代谢稳定性，得到了口服有效的**炔雌醇**。由于 17α 位引入乙炔基之后，使 17β - OH 的代谢受阻，在胃肠道中也可抵御微生物降解，其口服活性是雌二醇的 $10 \sim 20$ 倍。将炔雌醇的 3 位羟基醚化，提高了 A 环的代谢稳定性，得到尼尔雌醇，可口服的长效雌激素。

35. 解析：本题考查**药物注射剂配伍变化**。注射剂配伍变化的主要原因：**溶剂组成改变、pH 的改变、缓冲容量、离子作用、直接反应、盐析作用、配合量、混合顺序、反应时间、氧与二氧化碳的影响、光敏感性和成分的纯度**。缓冲容量：某些药物在含有缓冲剂的注射液中或在具有缓冲能力的弱酸性溶液中析出。如 5% 硫喷妥钠 10ml 加入生理盐水或林格液 500ml 中不发生变化，但加入含乳酸盐的葡萄糖注射液会析出沉淀。

36. 解析：本题考查**顺铂的作用特点**。顺铂的作用机制是**使肿瘤细胞 DNA 复制停止**。顺铂的**水溶性差**，且仅能注射给药并伴有严重的**肾脏、胃肠道毒性、耳毒性及神经毒性**。

37. 解析：本题考查**镇静催眠药的结构**。题目中所给结构为三唑仑，结构中含有**三氮唑环**。

38. 解析：本题考查《中国药典》的组成。**通则**是对药品质量指标的检测方法或原则的统一规定，列于药典四部。主要收载有制剂通则与其他通则、通用分析与检测方法和指导原则三类：①**制剂通则**，共收载有 44 项，其中，制剂通则有 38 项、其他通则 6 项；②**通用分析与检测方法**，共收载有 20 类 274 项；③**指导原则**，共收载有 8 类 43 项

（包括生物制品指导原则1类，共2项）。

39. 解析：本题考查《中国药典》中贮存的定义。避光系指用不透光的容器包装，例如棕色容器或黑纸包裹的无色透明、半透明容器；密闭系指将容器密闭，以防止尘土及异物进入；密封系指将容器密封以防止风化、吸潮、挥发或异物进入；熔封或严封系指将容器熔封或用适宜的材料严封，以防止空气与水分的侵入并防止污染；阴凉处系指贮藏处温度不超过20℃；凉暗处系指贮藏处避光并温度不超过20℃；冷处系指贮藏处温度为2℃~10℃；常温系指温度为10℃~30℃。氨茶碱易结块，在空气中吸收二氧化碳并分解成茶碱，要求遮光、密封、常温保存。

40. 解析：本题考查微囊的特点。药物经微囊化，可以：①提高药物的稳定性；②掩盖药物的不良臭味；③防止药物在胃内失活，减少药物对胃的刺激性；④控制药物的释放速度；⑤使液态药物固态化便于制剂的生产、贮存和使用；⑥减少药物的配伍变化；⑦使药物浓集于靶区。

[41~43] 解析：本题考查重点药物的基本母核。判断化学命名要抓住重点，例如，有"环丙基"和"喹啉羧酸"字样就可以判断出是环丙沙星；有"苯并二氮杂䓬"字样应当判断出是"—西泮"或者"—唑仑"类镇静催眠药；有"萘乙酸"就应当知道药物结构中有"萘环"。

[44~46] 解析：本题考查骨架型释放调节剂的分类。包括：①亲水性凝胶骨架材料：遇水膨胀后形成凝胶屏障控制药物的释放，常用的有羧甲基纤维素钠（CMC-Na）、甲基纤维素（MC）、羟丙基甲基纤维素（HPMC）、聚维酮（PVP）、卡波姆、海藻酸盐、脱乙酰壳多糖（壳聚糖）等。②不溶性骨架材料：指不溶于水或水溶性极小的高分子聚合物。常用的有聚甲基丙烯酸酯（Eudragit RS，Eudragit RL）、乙基纤维素（EC）、聚乙烯、无毒聚氯乙烯、乙烯-醋酸乙烯共聚物、硅橡胶等。③生物溶蚀性骨架材料：常用的有动物脂肪、蜂蜡、巴西棕榈蜡、氢化植物油、硬脂醇、单硬脂酸甘油酯等，可延滞水溶性药物的溶解、释放过程。

[47~48] 解析：本题考查药物相互作用。阿司匹林可增加甲氨蝶呤的肝毒性；去甲肾上腺素可减少利多卡因在其主要代谢部位肝脏中的分布量，减少其代谢，增加血药浓度，异丙肾上腺素则相反。

[49~51] 解析：本题考查胰岛素。天然胰岛素碳端 B26~B30 的氨基酸与其受体的结合不起关键性作用，但对它的修饰可改变其聚合的倾向。B3 位的谷氨酰胺被赖氨酸取代，B26 的赖氨酸被谷氨酸取代得到格鲁辛胰岛素。B28 脯氨酸由门冬氨酸取代得到门冬胰岛素。A21 门冬酰胺被甘氨酸取代，B30 的苏氨酸后加两个精氨酸得到甘精胰岛素。

[52~53] 解析：本题考查受体的性质。①灵敏性：受体能识别周围环境中微量的配体，只需很低浓度的配体就能与受体结合而产生显著的效应。例如，5×10^{-19} mol/L 的乙酰胆碱溶液就能对蛙心产生明显的抑制作用。②多样性：同一受体可广泛分布于不同组织或同一组织不同区域，受体密度不同。受体多样性是受体亚型分类的基础，受体受生理、病理和药理因素调节，处于动态变化之中。

[54~56] 解析：本题考查药物的动力学特点和作用。血浆蛋白结合率是决定药物游离型和结合型浓度的比例，既可能影响药物体内分布也能影响药物代谢和排泄的因素；淋巴循环是影响脂肪、蛋白质等大分子物质转运，药物避免肝脏首过效应而影响药物分布的因素；肝-肠循环是减慢药物体内排泄，

延长药物半衰期，会让药物在血药浓度－时间曲线上产生双峰现象的因素。

[57～58] 解析：本题考查缬沙坦和对乙酰氨基酚的结构及作用特点。缬沙坦分子中含有酸性的四氮唑基团，为 A Ⅱ 受体拮抗药，可与氨氯地平组成复方用于治疗原发性高血压；苯胺类代表药物对乙酰氨基酚，在肝脏代谢的主要代谢物是与葡萄糖醛酸或硫酸结合产物；极少部分可由 CYP450 氧化酶系统转化成毒性代谢产物 N－羟基衍生物和 N－乙酰亚胺醌。正常情况下代谢产物 N－乙酰亚胺醌可与内源性的谷胱甘肽结合而解毒，但在大量或过量服用对乙酰氨基酚后，肝脏内的谷胱甘肽会被耗竭，N－乙酰亚胺醌可进一步与肝蛋白的亲核基团（如 SH）结合而引起肝坏死。这也是过量服用对乙酰氨基酚导致肝坏死、低血糖和昏迷的主要原因。因此，对乙酰氨基酚的服用时间不宜过长，剂量也不宜太大。各种含巯基的药物可用作对乙酰氨基酚过量的解毒剂。

[59～60] 解析：本题考查 β－内酰胺酶不可逆抑制剂的分类及代表药物。β－内酰胺酶不可逆抑制剂有两种结构类型，五元环带有氧原子的为氧青霉烷类，S 原子被氧化为砜结构的为青霉烷砜类。

[61～62] 解析：本题考查药物的生物药剂学分类及其代表药物。第 Ⅰ 类是高溶解度、高渗透性的两亲性分子药物，代表药物有普萘洛尔、马来酸依那普利、盐酸地尔硫草等；第 Ⅱ 类是低溶解度、高渗透性的亲脂性分子药物，代表药物有双氯芬酸、卡马西平、吡罗昔康等；第 Ⅲ 类是高溶解度、低渗透性的水溶性分子药物，代表药物有雷尼替丁、纳多洛尔、阿替洛尔等；第 Ⅳ 类是低溶解度、低渗透性的疏水性分子药物，代表药物有特非那定、酮洛芬、呋塞米等。

[63～64] 解析：本题考查不同给药途径影响药物作用的特点。药物皮下注射的吸收较肌内注射慢，因皮下组织血管较少及血流速度比肌肉组织慢。一些需延长作用时间的药物可采用皮下注射，如治疗糖尿病的胰岛素，植入剂常植入皮下。皮内注射是将药物注射到真皮中，此部位血管稀且小，吸收差，只用于诊断与过敏试验，注射量在 0.2ml 以内。

[65～68] 解析：本组题考查皮肤给药液体制剂。冲洗剂系指用于冲洗开放性伤口或腔体的无菌溶液。涂剂系指含原料药物的水性或油性溶液、乳状液、混悬液，供临用前用消毒纱布或棉球等柔软物料蘸取涂于皮肤或口腔与喉部黏膜的液体制剂。洗剂系指含原料药物的溶液、乳状液、混悬液，供清洗或涂抹无破损皮肤或腔道用的液体制剂。搽剂系指原料药物用乙醇、油或适宜的溶剂制成的溶液、乳状液或混悬液，供无破损皮肤揉擦用的液体制剂。

[69～72] 解析：本题考查合成抗菌药的结构特征。加替沙星具有广谱的抗革兰阴性和阳性菌的活性；8 位有甲氧基取代，但其光毒性较小；7 位被 3－甲基哌嗪取代后，引入手性中心，但其 R－对映体和 S－对映体抗菌活性相同。氧氟沙星结构中含有哌嗪环，为将喹诺酮 1 位和 8 位成环得到的含有手性吗啉环的药物，药用左旋体；左旋体的抗菌作用大于右旋异构体 8～128 倍。洛美沙星结构中含有两个氟原子。莫西沙星 8 位有甲氧基取代，7 位的二氮杂环取代能阻止活性流出，该活性流出为氟喹诺酮耐药机制。

[73～74] 解析：本题考查药物的跨膜转运方式。膜动转运是蛋白质和多肽的重要吸收方式，并且有一定的部位特异性（如蛋白质在小肠下段的吸收最为明显），故 73 题选 A。一些生命必需物质（如 K^+、Na^+、I^-、单糖、氨基酸、水溶性维生素）和有机

酸、碱等弱电解质的离子型化合物等，能通过主动转运吸收，故74题选C。

[75～76] 解析：本题考查药物典型片剂亚剂型的崩解时限要求。

剂型	崩解时限	说明
薄膜衣片	应在30分钟内全部崩解	如有1片不能完全崩解，应另取6片复试，均应符合规定
糖衣片	应在1小时内全部崩解	如有1片不能完全崩解，应另取6片复试，均应符合规定
肠溶片	盐酸溶液（9→1000）中2小时不得有裂缝、崩解或软化现象；在磷酸盐缓冲液（pH 6.8）中1小时内应全部崩解	如有1片不能完全崩解，应另取6片复试，均应符合规定
含片	不应在10分钟内全部崩解或溶化	如有1片不符合规定，应另取6片复试，均应符合规定
舌下片	应在5分钟内全部崩解并溶化	如有1片不能完全崩解或溶化，应另取6片复试，均应符合规定
可溶片	水温为20℃±5℃，应在3分钟内全部崩解并溶化	如有1片不能完全崩解或溶化，应另取6片复试，均应符合规定
口崩片	应在60秒钟内全部崩解并通过筛网（筛孔内径710μm）	如有1片不符合规定，应另取6片复试，均应符合规定

[77～78] 解析：本题考查注射用水。注射用水为纯化水经蒸馏所得的水，可作为注射剂、滴眼剂等的溶剂或稀释剂及容器的清洗溶剂。**灭菌注射用水**为注射用水按照注射剂生产工艺制备所得，不含任何添加剂。**临床应用的灭菌注射用水一般按药品批准文号管理，主要用于注射用灭菌粉末的溶剂或注射剂的稀释剂。**灭菌注射用水灌装规格应该适应临床需要，避免大规格、多次使用造成的污染。

[79～80] 解析：本题考查疾病因素对药物作用的影响。①肝脏疾病：患者的肝功能严重不足时，经肝脏代谢活化的药物如可的松、泼尼松等作用减弱，因为可的松和泼尼松均要先经肝代谢，将11-酮基还原为羟基，成为氢化可的松和氢化泼尼松，才能发挥作用。肝功能不足时，应选用11位为羟基的**糖皮质激素**。②**营养不良的患者血浆蛋白**含量下降，可使血中游离药物浓度增加，而引起药物效应增加。

[81～82] 解析：本题考查热原的性质。蒸馏法利用了热原的**不挥发性**；活性炭利用了热原的吸附性。

[83～84] 解析：本题考查含量或效价限度的规定。对于原料药，用"含量测定"的药品，其含量限度均以有效物质所占的百分数（%）表示，此百分数，除另有注明者外，均系指重量百分数。为了能正确反映药品的含量，一般应通过检查项下的"干燥失重"或"水分"，将药品的含量换算成干燥品或无水物的含量。采用"效价测定"的抗生素或生化药品，其含量限度用效价单位表示。例如，**硫酸庆大霉素效价**限度规定为：按无水物计算，**每1mg的效价不得少于590庆大霉素单位**。

[85～87] 解析：本题考查**硝酸甘油舌下含片**的处方分析。硝酸甘油为主药，微晶纤维素、乳糖作为稀释剂，聚维酮为稳定剂，乙醇为溶剂。由于硝酸甘油具有较强的挥发性，极易受温度、湿度等因素的影响，加入聚维酮或PEG类可使硝酸甘油的蒸汽压下降，挥发减慢，提高药物稳定性。直接松弛血管平滑肌，减少心肌耗氧量。用于防治心绞痛。

[88～90] 解析：本题考查耳用制剂的**常用附加剂**。包括：①**抗氧剂**：有依地酸二钠、亚硫酸氢钠等。②**抑菌剂**：有硫柳汞、对羟基苯甲酸酯的混合物等。③**药物分散剂**：

患慢性中耳炎时，由于黏稠分泌物的存在，使药物很难达到中耳部，如在滴耳剂中加入溶菌酶、透明质酸酶等，可液化分泌物，促进药物分散，加速肉芽组织再生。

[91～94] 解析：本题考查**加速试验的条件**。此项试验是在加速条件下进行，其目的是通过加速药物制剂的化学或物理变化，探讨药物制剂的稳定性，为处方设计、工艺改进、质量研究、包装改进、运输、贮存提供必要的资料。实验条件：**温度 40℃±2℃、相对湿度 75%±5%** 的条件下放置 6 个月。检测包括初始和末次的 3 个时间点（如 0、3、6 月）。对温度特别敏感的药物制剂，预计只能在冰箱（2℃～8℃）内保存使用，此类药物制剂的加速试验，可在温度 25℃±2℃、相对湿度 60%±5% 的条件下进行，时间为 6 个月。对拟冷冻贮藏的药物制剂，应对 1 批样品在一定温度（如：5℃±3℃ 或 25℃±2℃）下放置适当时间进行试验，以了解短期偏离标签贮藏条件（如运输或搬运时）对药物制剂的影响。乳剂、混悬剂、软膏剂、乳膏剂、糊剂、凝胶剂、眼膏剂、栓剂、气雾剂、泡腾片及泡腾颗粒宜直接采用温度 30℃±2℃、相对湿度 65%±5% 的条件进行试验，其他要求与上述相同。对于**包装在半透性容器中的药物制剂**，例如低密度聚乙烯制备的输液袋、塑料安瓿、眼用制剂容器等，则应在温度 40℃±2℃、相对湿度 25%±5% 的条件（可用 $CH_3COOK \cdot 1.5H_2O$ 饱和溶液）进行试验。

[95～97] 解析：本题考查**不同曲线图形的意义**。溶出曲线为快速增加后缓慢平缓。双室模型静脉注射给药，其 $\lg C - t$ 曲线表现为明显的"下凹"特征。肝-肠循环在血药浓度-时间曲线上出现第二个峰，为**双峰现象**。

[98～100] 解析：本题考查**不良反应的类别**。①继发反应是继发于药物治疗作用之后的不良反应，是治疗剂量下治疗作用本身

带来的间接结果。例如，长期应用广谱抗生素，使敏感细菌被杀灭，而非敏感菌（如厌氧菌、真菌）大量繁殖，造成二重感染。②**特异质反应**也称特异性反应：是因先天性遗传异常，少数病人用药后发生与药物本身药理作用无关的有害反应。该反应和遗传有关，与药理作用无关。③**毒性反应**是指在药物剂量过大或体内蓄积过多时发生的危害机体的反应，一般较为严重。毒性反应可以是药理学毒性、病理学毒性和基因毒性。

101. 解析：本题考查**氟喹诺酮类药物的构效关系**。吡啶酮酸是该类药物的药效团，包含了 3 位羧基和 4 位羰基，这两个基团也是与金属离子络合的基团，造成体内钙的流失。

102. 解析：本题考查**氟喹诺酮类药物的构效关系**。8 位氟原子增加脂溶性，提高口服生物利用度，但也增加了光毒性。

103. 解析：本题考查**氟喹诺酮类药物的作用机制**。喹诺酮类**药物抑制细菌 DNA 回旋酶和拓扑异构酶Ⅳ**，产生抗菌活性。

104. 解析：本题考查**氟喹诺酮类药物的构效关系**。3 位羧基和 4 位羰基能与金属离子络合，造成体内钙的流失。

105. 解析：本题考查**生物等效性评价的特点**。通常采集血液样品。多数情况下检测血浆或血清中的药物或其代谢产物浓度。有时分析**全血样品**。应恰当地设定**样品采集时间**，使其包含吸收、分布、消除相。一般建议每位受试者每个试验周期**采集 12～18 个样品**，其中包括给药前的样品。采样时间**不短于 3 个末端消除半衰期**。

106. 解析：本题考查**生物等效性评价的特点**。根据药物和制剂特性确定样品采集的具体时间，要求应能准确估计**药物峰浓度**（C_{max}）和消除速率常数（k）。末端消除相应至少采集 3～4 个样品以确保准确估算末端消除相斜率。除可用 AUC_{0-72h} 来代替 AUC_{0-t}

或 $AUC_{0\to\infty}$ 的长半衰期药物外，$AUC_{0\to t}$ 至少应覆盖 $AUC_{0\to\infty}$ 的 80%。实际给药和采样时间与计划时间可能有偏差，则采用实际时间进行药动学参数计算。如果受试者服用常释制剂后，在 T_{max} 中位数值两倍的时间以内发生呕吐，则该受试者的数据不应纳入等效性评价。对于服用调释制剂的受试者，如果在服药后短于说明书规定的服药间隔时间内发生呕吐，则该受试者的数据不应纳入等效性评价。

107. 解析： 本题考查**水杨酸乳膏的处方分析**。本品为 **O/W 型乳膏剂，液状石蜡、硬脂酸和白凡士林为油相成分，十二烷基硫酸钠及硬脂酸甘油酯（1∶7）为混合乳化剂**。

108. 解析： 本题考查**水杨酸乳膏的处方分析**。①本品为 O/W 型乳膏剂，液状石蜡、硬脂酸和白凡士林为油相成分，十二烷基硫酸钠及硬脂酸甘油酯（1∶7）为混合乳化剂，**HLB 值为 11，接近本处方中油相所需的 HLB 值 12.7，制得的乳膏剂稳定性较好**。②在 O/W 型乳膏剂中加入白凡士林可以克服应用上述基质时干燥的缺点，有利于角质层的水合而有润滑作用。③甘油为保湿剂，羟苯乙酯为防腐剂。④加入水杨酸时，基质温度宜低，以免水杨酸挥发损失，而且温度过高，当本品冷凝后常会析出粗大药物结晶。还应避免与铁或其他重金属器皿接触，以防水杨酸变色。本品用于治疗手、足癣及体、股癣，忌用于糜烂或继发性感染部位。

109. 解析： 本题考查**洛伐他汀与辛伐他汀结构特征**。洛伐他汀**是天然的** HMG-CoA 还原酶抑制，但由于分子中存在内酯结构，所以体外无 HMG-CoA 还原酶抑制作用，需进入体内后分子中的羟基内酯结构水解为 3,5-二羟基戊酸才表现出活性。关键药效团 **3,5-二羟基戊酸与其骨架六氢化萘环间，存在乙基连接链，洛伐他汀有 8 个手性中心，若改变手性中心的构型，将导致活性的降低**。辛伐他汀是在洛伐他汀六氢萘环的侧链上改造得到的药物，区别仅在于六氢萘环侧链上多一个甲基取代基，使其亲脂性的略有提高，辛伐他汀的活性比洛伐他汀略高。临床上用于治疗高胆固醇血症和混合型高脂血症，也可用于冠心病和缺血性脑卒中的防治。

110. 解析： 本题考查**瑞舒伐他汀结构特征**。瑞舒伐他汀钙也是**全合成的**他汀类药物，其分子中的双环部分改成了**多取代的嘧啶环**，嘧啶环上引入的甲磺酰基作为氢键接受体和 HMG-CoA 还原酶形成氢键，增加了与酶的结合能力，抑制作用更强。**本品适用于经饮食控制和其他非药物治疗仍不能适当控制血脂异常的原发性高胆固醇血症或混合型血脂异常症**。

111. 解析： 本题考查能够**影响药物在血浆中浓度的因素**。药物与血浆蛋白结合率、药物的体内分布、药物的清除率和剂量均会影响药物在血浆中的浓度。

112. 解析： 本题考查**局部治疗用皮肤给药制剂的选用原则**。皮肤疾病**急性期无渗液**时，**用洗剂或粉雾剂**，不能使用糊剂及软膏剂。有**大量渗液时，用溶液湿敷促使其炎症消退**，如 3% 硼酸洗剂有散热、消炎、清洁作用。皮肤疾病亚急性期若皮肤糜烂，有少量渗液时，可选择**外用糊剂**；如**有皮损呈丘疹或小片增厚无渗液时，可选择乳膏剂、洗剂与软膏剂**。有痂皮时先涂以软膏剂软化后拭去，再外用药物更易吸收。皮肤疾病慢性期表现为皮肤增厚、角化、干燥和浸润。浸润增厚为主时，可选用乳膏剂及软膏剂；苔藓样变为主时，可选用软膏剂、酊剂等，其中酊剂既能保护滋润皮肤，还能软化附着物，促使药物渗透到皮肤深部而起作用。

113. 解析： 本题考查**青霉素类药物的分类**。青霉素类药物具有 **β-内酰胺环并氢化噻唑环**，一般带有词根"**西林**"；头孢菌素类药物具有 **β-内酰胺环并氢化噻嗪环**，一般带有词头"**头孢**"。

114. 解析：本题考查**混悬剂的质量评价指标**。混悬剂的质量要求指标包括：**沉降容积比、重新分散性、微粒大小、絮凝度、流变学**。浊度是溶胶剂的质量要求指标。

115. 解析：本题考查**需要避光贮存的药物**。药物需在常温下干燥、密闭、避光保存，个别药物还需要在低温下保存，否则易挥发、潮解、氧化和光解。如乙醚易挥发；**维生素 C、硝酸甘油易氧化；肾上腺素、去甲肾上腺素、硝普钠、硝苯地平易光解**等，所以要避光保存。

116. 解析：本题考查**乳剂的特点**。乳剂主要的特点包括：**乳剂中液滴的分散度很大，药物吸收快、药效发挥快及生物利用度高；O/W 型乳剂可掩盖药物的不良气味，并可以加入矫味剂；减少药物的刺激性及毒副作用；可增加难溶性药物的溶解度，如纳米乳，提高药物的稳定性，如对水敏感的药物；外用乳剂可改善药物对皮肤、黏膜的渗透性；静脉注射乳剂，可使药物具有靶向作用，提高疗效**。但乳剂也存在一些不足，因为其大部分属热力学不稳定系统，**在贮藏过程中易受影响**，出现**分层、合并、絮凝、破裂或酸败**等现象。

117. 解析：本题考查**药物的理化性质参数**。包括**溶解度、脂水分配系数、渗透性**都是描述药物水溶性、脂溶性的概念，影响药物的药效。**药物酸碱性、解离度和 pK_a** 则是与药物的分子型、离子型数量有关的性质，同样影响药物的药效。

118. 解析：本题考查肾上腺素受体激动剂药。①α、β 受体激动药：肾上腺素、地匹福林、多巴胺、麻黄碱。②α 受体激动药：去甲肾上腺素、可乐定、去氧肾上腺素、甲基多巴、莫索尼定和利美尼定。③非选择性 β 受体激动药：异丙肾上腺素；选择性 $β_1$ 受体激动：药多巴酚丁胺；选择性 $β_2$ 受体激动药：沙美特罗、沙丁胺醇、特布他林及福莫特罗和丙卡特罗等。

119. 解析：本题考查基团对药物溶解性的影响。亲水性基团有羟基、羧基、氨基、磺酸基；亲脂性基团有烃基（如甲基、乙基、异丙基、叔丁基等）、脂环烃（如环戊基、环己基）、卤素（如氟原子、氯原子等）、烷氧基（如甲氧基、乙氧基等）、苯环、硫原子。

120. 解析：本题考查糖皮质激素的基本结构。糖皮质激素是含有 3,20 - 二酮和 11,17α,21 - 三羟基（或 11 - 羰基、17α,21 - 二羟基）的孕甾烷，在 6α - 和 9α - 位引入氟原子后，可使糖皮质激素的活性显著增加，但同时也会产生副作用；可的松和氢化可的松是天然存在的糖皮质激素，在可的松和氢化可的松的 1 位增加双键，由于 A 环几何形状从半椅式变为半船式构象，增加了与受体的亲和力和改变了药代动力学性质，使其抗炎活性增强，但**不增加钠潴留作用**。糖皮质激素和盐皮质激素的结构仅存在细微的差别，通常糖皮质激素药物也具有一些盐皮质激素作用如可**产生钠潴留而发生水肿等副作用**。